中医小说普及系列

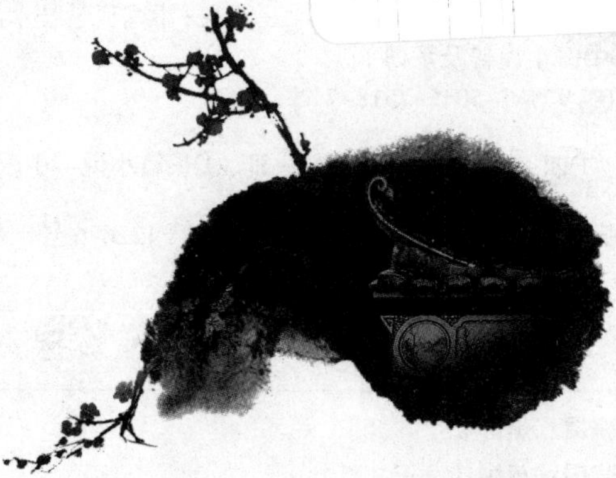

四君子

中医普及学堂

曾培杰　陈创涛　著

中国科学技术出版社
·北　京·

图书在版编目（CIP）数据

四君子 / 曾培杰，陈创涛著 .— 北京：中国科学技术出版社，2017.7（2020.5 重印）
（中医小说普及系列）
ISBN 978-7-5046-7518-7

Ⅰ.①四… Ⅱ.①曾… ②陈… Ⅲ.①长篇小说—中国—当代 Ⅳ.①I247.5

中国版本图书馆 CIP 数据核字（2017）第 122676 号

策划编辑 焦健姿
责任编辑 黄维佳 王久红
装帧设计 杨 桃
责任校对 马思志
责任印制 马宇晨

出 版 中国科学技术出版社
发 行 中国科学技术出版社有限公司发行部
地 址 北京市海淀区中关村南大街 16 号
邮 编 100081
发行电话 010-62173865
传 真 010-62179148
网 址 http：//www.cspbooks.com.cn

开 本 850mm × 1168mm 1/32
字 数 118 千字
印 张 6.75
版 次 2017 年 7 月第 1 版
印 次 2020 年 5 月第 3 次印刷
印 数 8001～11000 册
印 刷 天津翔远印刷有限公司
书 号 ISBN 978-7-5046-7518-7 / I · 31
定 价 22.00 元

内容提要

本书为中医小说普及系列丛书之一，采用小说的形式讲述了诸多真实案例，故事情节构思精巧，语言文字浅显易懂，摒弃了以往中医古籍的种种文辞奥古、佶屈聱牙，力求用浅显易懂的表达方式宣传和教授中医学的目的。故事的主人公是李飞，一位即将毕业的中医大四学生，在民间寻访传统中医的过程中，结识了传奇人物姜医生的门外弟子大雄，通过大雄的讲述，有幸听取了姜医生灵活运用四君子汤加减治疗疑难杂症的事迹，而书中的传奇人物姜医生，其原型即民间中医 J 医生。本书向人们讲解了单方加减治疗诸多疾病的真实案例，展现了中医学的神奇与魅力，希望读者通过快意阅读，开心学医。相较于传统中医教材，本书的适读性和文学性更优，适合广大中医爱好者阅读和参考，中医院校学生亦可通过本书的内容加深对理论学习的理解和掌握。

缘起

大北山下。

山势连绵，层峦叠嶂。

如同无数条巨龙，盘旋其间，溪水常年潺潺不断。

这片山脉通过层层交叠，结成一块大平原，大平原上自然形成一聚落，这片聚落名曰富镇。

富镇上有一个古祠堂。

古祠堂里有一位年近古稀的老人，时常在那里帮乡民看病。

古镇周边群峰包绕，绿水回旋，每年都会跳出一大批才子佳人。

所有风水师路过，对这古镇都赞不绝口。

山俊出才子，水秀多佳人。

李飞，大学正要实习。

读完四年中医学，他把《汤头歌诀》背得滚瓜烂熟，早已跃跃欲试。

十年磨一剑，霜刃未曾试。

他想学最纯粹的传统中医，汉唐医道，想得到古老的中医传承。

可是在城市穿行，医院寻找，发现纯粹的传统中医像珍禽异兽那样，居然接近灭绝，快成为保护的对象了。

难道这片土壤，这个时代不再适合纯粹的中医生存了？

是屈服于生活的压力，还是张扬自己的志气呢？

李飞毫不犹豫地选择了走传统中医这条路。

这个时代，想靠传统中医横行一方，没有疗效是不行的。

所以李飞四处托人打听，终于得到一个消息。

在岭南的小山城富镇里，有一位口碑极佳，医名远达潮三角珠三角的奇人姜先生。

这位姜先生不姓姜，却是一个农医，自古以来有七医。

士医。

农医。

工医。

商医。

禅医。

道医。

帝医。

据说，姜先生自己种了数百亩老姜，两年一收，其姜辛辣无比，有价而无市，在市场上根本买不到。

这几百亩老姜，姜先生还经常不够用。

据说，姜先生有五奇。

一奇处方用药，常不超过八味，故人称姜八味。

二奇姜先生为人豪爽，看病不计金钱，随缘给予。

三奇姜先生常针药并用，按摩导引，点穴拔罐，刮痧艾灸，无不精通。

四奇姜先生半天种地，半天看病，常带病人到田里去帮忙种姜，习劳健身，把农场办成健身房，将锄头铁耙，当成健身器材。

五奇姜先生所有医嘱都是一条，晚餐吃素，七分饱。

李飞打听到这些消息后，早已经蠢蠢欲动。

年轻人，雄心壮志。

人活这世间，不立奇志，交奇友，拜奇师，读奇书，访奇山，那就愧为此生。

目录

引子

J 医生的四君子汤

这次游学有幸碰到一位善治疑难慢病的 J 医生。

J 医生独好四君子汤。

我们问他：为何对此方情有独钟？

J 医生笑着说，像《西游记》，你要有一首主题曲唱到底，其他的都是插曲。

我选四君子汤作为医道上的主题曲，用调脾胃的方法治到底。

你看四君子，四个君子，皇帝都给你用，力量有多大，可以妙手回春。

那 J 医生，你是如何使用这四君子汤，能否给大家讲些心得？

J 医生说，前几天，有病人打电话来，说他的脚长期抽筋，讲话有气没力，我叫他用四君子汤加黄芪、枸杞子、龙眼肉，两剂药就好了，吃完就不抽筋了。

体虚的病人，黄芪、党参加足。

据说，J 医生你治失眠头痛感冒，都在这普通的方中加减出入，配合刮痧、按摩，是真的吗？

J 医生笑着说，我临床上用药，很少超过五十味，但我学药时学了不下五百味，如果应用灵活，五十味药也能变化无穷。

这五十味药你研究好，治病就很有信心了。

比如潮阳一带，几个弟子跟我学医，学几个月就能上手，我教学生不难。

如果你失眠，烦躁，刮完痧后，用四君子加酸枣仁、柏子仁、五味子，一喝就呼呼大睡。

如果你还恶心，吃不下饭，这是胃气不降，就加木香、厚朴，不超过十味药，效果却非常好。

如果再配上我讲的能量学、酸碱学、经络学、排毒学，治起病来会非常灵活。

我们又问，刚才不是讲感冒头晕的吗？

J 医生说，感冒头晕怕冷，深层次的原因就是脾虚气弱，四季脾旺不受邪。

前几天就有一个这样的病人，用四君子汤加葛根、藿香、桂枝、白芍，一剂就好，不超过十味药。

我还碰到一例，感冒后头痛，胀得厉害，大便没通，我给他用四君子汤加大黄、川芎，通上彻下，将军一出马，病就好了。

我觉得学医者，道路要明，需要掌握四个字，就是阴阳寒热。

一切疾病的演变都离不开这四个字。

懂得这四个字，普通百姓都会看病。

比如目珠痛，红赤者，用四君子汤加菊花、决明子。

你再看红赤程度，红赤严重，就加黄连。

伴随口苦，你再加龙胆，既清火泻火，而且又不伤及脾胃。

永远唱这条保护脾胃的主题曲，不会错，开处方就那么稳。

我们接着问，现在那么多脾胃病，胸闷，妇人肝郁，或者胆汁反流性胃炎，J医生是如何看的？

J医生说，一生气着急就胃痛，我用四君子汤加木香、厚朴、郁金，疏肝健胃，吃一剂就见效。

如果有口苦、咽干，再加柴胡、黄芩、茵陈。

这样看病一点都不复杂。

还有口干、口臭，我碰到很多这样的病人，现在人吃太多，消化不好，轻者我用四君子汤，加大黄、炒莱菔子，药不难吃，效果好。

重者，再加枳实、厚朴，不超过十味药，一剂药通常不超过五块钱。

我们接着问，那小孩子常见的夜汗、盗汗呢？

J医生说，这个简单，你用四君子汤去转，妙不可言。

小孩子服药药味不要多，四君子汤加黄芪、五味子、酸枣仁，再给孩子推拿，用药物来调补，用推拿来疏通。

永远在这条轨道上走，唱这条健脾胃的主题曲都不会错。

你尽管问，我都用这些经验回答你。

如果你把我这些经验整理好，搞成小册子，不复杂，老百姓也能自己看病，而且能保证疗效。

我们笑笑说，中医真的有那么容易学吗？

J 医生也笑笑说，中医真的有那么难学吗？

会者不难，难者不会。

我给你讲一个大肠出血的案例。

这个方子我试过几次，百利而无一害，全是活的经验。

我用的就是四君子汤加蒲公英、白及、大蓟，西医打针没有止住的肠胃出血，我这方吃下去就止住了。

你如果配点云南白药，血止得更快，而且不留瘀。

老祖宗说，出血要忌腥，起码要忌半个月。

病人好了后没忌，又吃鱼、辣椒，肠胃又出血，这叫食复，我再用这方子又止住了，他再不敢乱吃了。

这就是强大的说服力。

我们接着问，J 医生碰到中老年人手脚僵硬，或者中风偏瘫，怎么处理？

J 医生自信地说，这类病我碰得最多，中医要道法自然，凡是僵硬紧的东西，都属于寒，寒主收引，寒凝血瘀，寒凝气滞，这些都是中医书上讲的理，有些人听起来一头雾水，可我讲出自然现象、自然之道来，就全明白了。

有位老人瘫在床上一年，手脚僵硬，胃口板结不开，只会爬，坐都坐不起，我就给他用四君子汤，加花椒、肉桂、砂仁、老姜。

我喜欢用老姜，随手就是一二两，用它来升华气化，人家称我为老姜医生，如果你读懂这个方子，可以少走很多弯路。

这老爷子，不到半个月就能起来走路，胃口大开，身体强壮得快。

处理这些偏瘫，关节屈伸不利，身体僵硬，是 J 医生的强项，我们看 J 医生这汤方里，并没有乌梢蛇、蜈蚣、全蝎，强行通经活络，也没有海风藤、络石藤、鸡血藤，祛风除湿，反而是一派健脾胃、温阳之药，这是为何？

J 医生说，一切疾病的根源，都是人体内能量不够，流通不开，因此形成各种积滞。

天冷的时候，你骑摩托车，浑身上下打抖，牙齿在颤，手也僵硬，一进到屋子里来，抱一个暖水壶，身体慢慢变得舒服。

冬天枝条硬邦邦，一拗就断。

春暖花开，枝条就很柔软。

像高血压，或血管硬化，老年人容易骨折脆裂，怎么让他软化呢？

一暖百枝软，一温百脉柔。

曾有一位四肢僵硬，老年痴呆，蹲不下厕所的病人。

J 医生说，这人吃了土鳖虫、蜈蚣、乌蛇，一包药就要七十块钱，要用超大的锅来煮，一个月吃下来，关节还是硬邦邦，脑子不灵光。

我对他讲，一切正气皆从四君子中变化而来，人们把简单的问题搞复杂了。

我给他用了四君子加黄芪 100 克。

他一吃就舒服，不烦闷，一吃就有能量。

任何人生病，疲累，好像电灯一百瓦的，变成三十瓦，就亮不起来，人正气足了，百邪不侵。

能量学，营养学，阴阳学，酸碱学，都在这里。

高血压，血管硬化的病人不要怕。

一是饮食，二是生活习性，万病在这里断根，饮食清淡，生活习性改变，医生就有方法。

我常叫高血压、三高的病人，把肉类减少，可以用黑米、小米、赤小豆、山药、莲子、芡实，十几二十味五谷杂粮，根据自己的需要选个三五样，不需多，打成豆浆来养，使身体能量足够，血脉又清洁，再刮痧用药。

病人不会迷失，医生也不会迷失，临床上才有信心。

J 医生又问我们，你们想一下，在南方三四月份的天气，什么都潮湿，连墙壁都发霉，怎么除湿？

我们说，沟渠的湿用泽泻、薏苡仁、茯苓利导之，地面的湿用半夏、白术、陈皮中和之，天空中的湿用藿香、羌活吹散之。

J 医生笑着说，不用那么复杂，你看这些瓷砖地板，碰上阴雨天气，你怎么擦，它都潮，那需要什么呢？

真读书的人就会联想，人是一个小天地，如果不用自然之理去用方选药，举手动笔皆是错，想救人都难。

我观察后发现，如果天气预报第二天太阳要出来，当天晚上地面就开始干。

阳气所到之处，断无生病之理。

有几个非常严重的案例，我都是用这种思路治好了。

我们请 J 医生给大家分享精彩的医案。

J 医生说，一位七十六岁的老人，长期生病体弱，西医诊断为心脏病、风湿病。

一次感冒，送到医院后，演变为尿毒症、肾衰竭。

中医讲，膀胱经闭塞，毒排不出来，憋在里面就更严重了，为什么那么快大小便都出不来。

人体膀胱经一闭塞，膀胱尿管就没有力收缩排泄，血管脉管硬邦邦，像冬天手脚僵硬动不了，加上一穿刺消炎，脉更紧，身更硬。

这老人命也够硬，住院一个多月，手脚僵硬，神志迷糊不清，该检查的检查，该用药的用药，身体查出几十种病，不得已带回家等死。

在家里鼻管也插了，呼吸机也用上了，讲话没有一句听得懂。

我后来去看，方药用四君子汤加大量的黄芪、枸杞子，还有大量的老姜。

我不管他几十种病，就认一个理，身体百脉闭塞，要温暖开。

老人卧躺在床上，像僵尸那样，全身硬邦邦，没有热量，四君子汤加大量老姜，就是在补热能，我还给他热敷。

谁知吃药下去第三天，老人家猛打喷嚏，鼻管都被喷出来。

他家里人问我，还要用吗？

我说，打喷嚏百窍通，人体得到暖气，能量来了，继续用这个营养汤和热敷法。

四君子汤要把党参改用高丽参才够劲，循环系统，重新转动起来，需要足够的能量。

一天天下去，老人家渐渐能自己转身坐起来，说话也能听得明白了。

现在许多疑难病，本来是简单的，却搞复杂了，方向没有搞对，像迷路一样，就越走越迷。

J 医生一边翻开手机，一边跟我们讲他这些汤药思路，说，现在的学医人，要么不学无术，要么方向走错，学多了反而迷失。

我再给你们讲一个案例，用最简单的方法解决了最复杂的问题。

今年三月份一位九十三岁的老人，突然间手脚不能动，耳朵听不清，大小便失禁，高血压，又气急气喘。

这么多病怎么治呢？究竟该治他大小便，还是治气急喘，或者治他手脚不能动，耳朵听不清呢？这么多问题，在医院里放到哪一个科呢？老人的手脚都冰凉，到极寒的严重程度。

我在想，这样的身体，还打消炎针吗？

身体没有电，没有能量，如何能支撑这副骨架？

热量不够，每一个系统都会废掉，百病丛生。

像家里没有电，电视开不了，冰箱不能用，电灯泡暗灭。

这些能量都要从脾胃中来。

我给他用四君子汤加大量黄芪、芡实、薏苡仁。

同时还用核桃、板栗打成营养汤吃下去，配合刮痧和热敷。

十天内大小便解决，意识恢复，身体能走动。

听不清楚的耳朵，变为能听，这让我觉得营养学和能量学至关重要，这种能量一定要经过脾胃吸收方能运化。

我们又问到腰骨痛，这是J医生的得意之处，普通的颈肩腰腿问题，三五次就能治好。

J医生给我们演示各种手法，刮痧法，原始点按摩法，点穴法，拔罐法。

一个年轻人结婚后，腰酸痛，搞了几个月没搞好。

J医生说，这样很丢中医的脸。

J医生就用四君子汤加黄芪、枸杞子、薏苡仁、老姜。

再帮他拉筋按摩。

三次就好了。

这汤药一吃下去，就生龙活虎。

J医生说，碰到一万个病，我也是用这一个方法处理。

第一是简化饮食，少肉多五谷。

第二个是心态要转变，不能把家当战场，把亲人当仇敌。

天天斗斗闹闹，病不可能好。

又有一个脚软的老人，走路一不小心就会跌倒。

J医生给他用四君子汤加枸杞子、白芍、薏苡仁、牛膝、老姜。

吃了三剂药就丢掉扶手，走路脚不软，脸上有光。

J 医生说，我喜欢用老姜，一用就是 30 克以上。

老姜的变化悟透了不得了。

我用它是按自然之道，阳光论，我让老姜来发动身体全身细胞总动员。

姜无处不到，无处不通，无处不降。

人吃了身体会发热，气化。

用四君子汤加老姜，吃了后有正大光明的君子帝王气象，一切阴邪迅速遁形，迎刃而解。

这一个汤方变化了，就顶上一百个。

《黄帝内经》的正气论，勇怯论，能量论，阳光论，营养论，排毒论，经络论，酸碱论，统统都在这里面。

把这些论搞明白了，治病不复杂。

接着 J 医生又翻开手机，给我们讲解他的几十张常用处方。

脾虚肚胀

党参 20 克，炒白术 15 克，茯苓 20 克，甘草 10 克，藿香 15 克，厚朴 15 克。

疲劳颈僵

党参 20 克，茯苓 20 克，炒白术 15 克，甘草 10 克，葛根 20 克，川芎 15 克，白芍 30 克，老姜 30 克。

脾虚口干渴胃痛

党参 20 克，炒白术 15 克，茯苓 20 克，甘草 10 克，茵陈 20 克，郁金 20 克，蒲公英 15 克。

吃饭不消化没胃口

党参 20 克，炒白术 15 克，茯苓 15 克，生甘草 10 克，木香 15 克，山楂 30 克，厚朴 15 克。

烂嘴多年，半夜常抽筋，三剂愈

党参 20 克，炒白术 15 克，茯苓 20 克，生甘草 10 克，黄芪 30 克，薏苡仁 30 克，枸杞子 15 克，老姜 30 克。

慢性尿道炎，小便次数多，尿路感染

党参 20 克，炒白术 15 克，茯苓 15 克，生甘草 10 克，土茯苓 30 克，金钱草 30 克，蒲公英 30 克。

咽喉痛，反复不愈，舌苔厚，肚子胀

四君子汤加藿香 12 克，佩兰 15 克，砂仁 12 克，木香 10 克，大枣 5 枚，老姜 30 克，薏苡仁 30 克。

反复失眠，腿脚没力，头晕脑重

四君子汤，茯苓用茯神加熟地黄、附子、杜仲、枸杞子、酸枣仁、柏子仁。

大便不通，肝胀，血压高

四君子汤加大黄、茵陈、薏苡仁、老姜。

薏苡仁、老姜配，可以气化小便。

大黄、茵陈配，可以打通肝肠循环，脏肠通畅，血压就会降下来。

生气头痛，口苦咽干

四君子汤加川芎 20 克，郁金 20 克，延胡索 10 克，川楝子 10 克，白芍 30 克。

膝盖骨没油，嗒嗒响，屈伸不利

四君子汤加白芍 20 克，熟地黄 20 克，酸枣仁 10 克，当归 15 克，牛膝 20 克，老姜 30 克，大枣 10 枚。

……

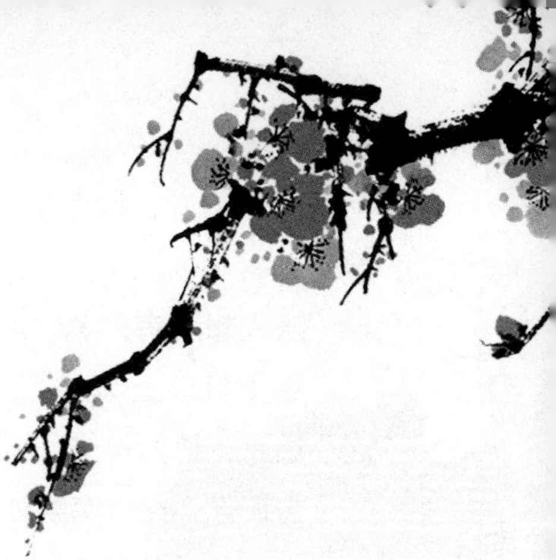

1.
一个司机口中的秘密

李飞知道这个小镇不大，一下大巴车，就有一辆摩托车开过来。

这司机爽朗地说，去哪，我拉你。

李飞说，姜先生那里，会看病的老医生。

司机笑着说，上车吧，五分钟就到。

李飞有点惊讶，还没说详细地址，这司机就知道在哪里，足见姜先生在当地的知名度。

李飞坐在摩托车上，司机沿着江边开，边开边说，小伙子，你是外地人，不像是病人，来老医生这里做什么呢？

李飞背着大行李袋，坐在车后面，路上的风呼呼地从耳边吹过。

他凑前说，找医生的有两类人，一类是病人，一类是学生。

病人想治病，学生想学医。

这司机马上明白了，笑着说，你要是想学医，能找到这小镇来，算找对了。

告诉你，比大医院要学到的东西还管用呢！

一个摩托车司机，对医生评价就这么高，李飞故意说，一个老郎中能量难道比医院还大？

司机笑笑说，不瞒你说，前几年我开快车出了场意外，腰骨都断了，医院住了半年，以为这辈子没救了。

后来到了姜先生那里。

在姜先生的姜谷里，休养不到三个月，就恢复正常了。

姜先生是我的大恩人。

讲完这番话，司机脸上都有光，充满了感恩和敬佩。

李飞坐在摩托车后面，都可以感受到这股激动和热情。

一个医生居然可以泽被苍生。

李飞在后面说，那你吃了什么药呢？

司机说，就拿七八味药，我吃了三个月，我一辈子都记得。

当时我这粉碎性骨折，医生说，即使好了，也要坐轮椅，神经严重受损，难以再生。

李飞心中一想，让肌肉愈合不难，要让骨头接上也不难，让神经重新长回去，这可是世界范围的医学难题啊，凭什么汤方可以达到这效果。

这秘密一传出来，那价值不亚于片仔癀、云南白药，堪称是国宝啊！是商家必争，医家必学之秘啊！

这个秘密居然从一个司机口中讲出来了。

司机说，野党参 20 克，炒白术 10 克，茯苓 15 克，炙甘草 5 克，杜仲 30 克，川芎 5 克，川续断 10 克。

李飞迫切地问，就这七味药吗，别的没有了？

司机一拍脑袋说，忘了还有一味姜谷的两年小黄姜 30 克。

不瞒你说，我吃了这药后，第一剂我就觉得对劲了，浑身筋骨好像会动，有一股坐起来的冲动，胃口大开，手劲很足，感受到有股力从身体往四肢涌出。

连吃三个月，从卧床到渐渐能走，现在我比正常人还正常。

作为回报，还在姜谷里帮姜先生干了半年活。

如果不是姜先生，不要说干半年，十年都不足以报这救命之恩。

古祠堂到了。

李飞下车问多少钱。

司机笑着说，三块钱。

李飞诧异地说，怎么收这么少？

司机说，你还是学生嘛，来老先生这里的，我都只收半价，哈哈！

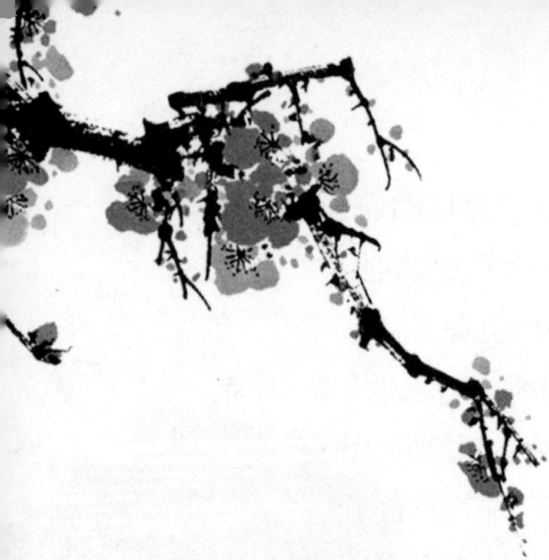

2.

富春乡居图

李飞背着行李包，站立在祠堂前的广场上。

他不禁惊叹古人的智慧，这百年古祠堂，巧夺天工。

不要说这建筑功夫，就算这选址坐向，都是一绝。

背靠三座大山，三生万物。

祠堂前，一口大池塘，两边均有山溪灌下，池塘里时不时就有巨型鲤鱼跃起。

池水上面，铺的是一片片新鲜的嫩草。

原来这片池塘的鱼如此享福，不用吃人工饲料，是村民们割草喂养的。

池塘水平如镜，四面环山耸起，纷纷都倒映在池塘里。

池塘边有一群娃子在嬉戏，还有的在放风筝。

池塘边还有一棵百年古榕，绿意葱葱，隔远就可以听到榕树上群鸟做巢，欢快地鸣叫。

塘边还有一排垂柳，几棵桑树。

池塘一角有些莲花，以及一些细小的水浮萍。

好一派生机盎然的富春乡居图。

李飞在广州中医药大学修过传统文化，风水学，也在武术学会里练过功夫，是一个痴迷的古文化爱好者。

他走过的地方不少，旅游过的胜景非常多，但是能像这样别有洞天、风水绝佳、环境清雅的古寨场不多见。

李飞不禁陶醉在这山环水绕的古祠堂里。

隔老远，李飞就看到一位中风的老人颤颤巍巍地练习走路，虽然他已偏瘫，拖着地走路，但那坚强的意志，吃苦的精神却是罕见。

李飞走过去，想要扶一扶这老人家，老人家居然摇手拒绝。

李飞在旁边观察，发现老人家顽强地走完十圈后，才在石板凳上坐下来小歇。

李飞为之震撼，靠这么强大的意志力来康复身体，在医院都少见。

李飞在康复科实习过，见过的病人大都是被动治疗，像这样主动锻炼，努力生存的人不多。

主动治疗锻炼的效果，比被动治疗的效果要好一百倍。

而生命的奇迹，往往在这些人身上出现。

李飞情不自禁地走过去，自报姓名说，老人家好，我叫李飞，是广州中医药大学的学生，来这里想跟老先生学习。

只见这老人松了一口气，笑着说，年轻人，你们能学医真是福气啊！

姜医生带一批人去姜谷挖姜了，下午才回来。

要是我这副老骨头能走远，我也要去。

李飞不解地问，老人家这身体是怎么回事？

老人家摇头说，别提了，我那不争气的娃子在外面赌钱，输得一塌糊涂，我一气之下就中风了。

在医院抢救了大半个月，后来手脚瘫痪，记忆力也消失大半，要不是老先生，估计我现在还睡在床上跟你讲话。

老人家说完，长叹一声。

李飞说，姜先生是怎么给您调理的？

老人家说，姜先生跟我讲，只要有求生念头，就不会死，只要能坚持锻炼，就能康复。

他就给我吃这个方子，吃了两个多月，然后天天练习走路，现在脚越来越有力，记忆力居然也慢慢恢复了。

李飞惊讶地看了看老人家手中的方子，居然这么平常。

野党参 20 克，茯苓 10 克，炙甘草 5 克，炒白术 10 克，生黄芪 50 克，当归 5 克，老姜 20 克。

另用三七粉与冰片 10:1 的比例打成粉，制成胶囊，每次 3 克，每日 2 次，以米汤水送服。

李飞记忆力很好，不用笔，这个方子看一遍就入心。

像这种方子，都是医家争夺研究的目标，都是药厂极力想开发的方向，靠什么让痴呆偏瘫的人，在这么短时间内，就恢复体力能量呢？

李飞看着这普通的方子，觉得里面隐隐有股非凡的道行。

四君语：梅州小游学一趟回来，又是收获满满，借着阴阳九针交流会，居然一下子结识了三十多位医生。

而且这些医生又给我们推荐了一些当地的“狠人”。

这个狠不是凶狠的狠，而是治疗疾病有一手绝活，而且口碑相当不错。

这次回来，发现邮箱和微信上很多留言，各地的善友们有些想看名老先生的采访记，想参加健康禅班，也有想继续关注小说，甚至极力想要看到这些文章出版成书籍。

不用担忧，北京多家出版社都在努力地向普及学堂要稿，估计很快就能出版。

这次有幸拜访到J医生，一位乡医隐医，擅长四君子，对他的采访让我们茅塞顿开。

任我们从哪个角落出招攻击，J医生都游刃有余，不仅挡回来，还隐隐有回击之力。

这位民间隐医对慢性调理病的领悟，已经接近大成了。

医界里的十八般武器，丸散膏丹，针灸刮痧，膏药敷贴，样样他都行。

这样的高手，如果不介绍，真是医界一大损失。

但是如果公布老先生的消息，必定会让老先生病人盈门，增加压力，那老先生每天晨起清修的时间可能都没有了。

所以进行的所有采访都要采取隐名访谈。

并且把采访经验、心得案例，以小说的形式展现给大家。

务必达到快意阅读，轻松学习的效果。

这是一位中医普及者毕生都会努力的事业。

J医生也讲了，名利这东西，就像赘肉一样，多了是负担，真学医的人，首先就要卸下这负担，不卸下，你跑不远。

老先生的态度也是，不公布姓名和地址。

用小说的形式去承载这份宝贵的经验，厚重的礼物吧！

回来后，我们《了凡四训》的定课快要做完了，早上抽查了学生们的作业。

比如改过三心，改相四要，五福薄，六无子，六福寿观，七种过失最孽之相，八种改过瑞祥等十条作业。

结果还不错，大家合力完成了。

我们笑着说，只要滚瓜烂熟，把这十条作业做好，你上台讲《了凡四训》都可以化度一方疑难了。

感恩开溪法师，是这个缘分让我们启动晨读以及讲解《了凡四训》计划。

接下来是《俞净意公遇灶神记》，还有相书的登峰造极之作《心相篇》。

我们在做定课的时候，有两个人走进来，然后又出去。

我们没有有看人，只听到脚步声。

定课结束后，我对大家讲，第一个人是个贵人，走路轻盈，腿脚没有湿气，必定是某个行业的精英。

第二个是劳苦命，走路拖泥带水，身体湿气重，恭敬心不够，苦还有得受。

结果学生们都很惊讶，果然如此。

为何能做出这种判断，不用看相，只听脚步声，如果学了《心相篇》，你们谁都可以做到。

脚步声拖得重的，业障重，福薄慧浅，身体心理压力大，很容易疲累，精气神不够。

脚步声像风一样，佛门修行四门，其中一门叫走如风，不是走得像风那样快，而是走得像风那样轻盈，这种人走到哪里，都招人所喜，不会为任何人带来烦恼，相反会给人带来能量和生机。

所以必是贵人贵相。

武术家讲，听声辨位。

医家却要讲，听声辨人辨病辨性，辨他的福报思想智慧。

这是中医望闻问切，闻诊的至高境界。

所以医学功夫在医外，虽然每天习劳，做国学定课，直接学医很少，但是医学的功夫却提升得很快，都是在筑基。

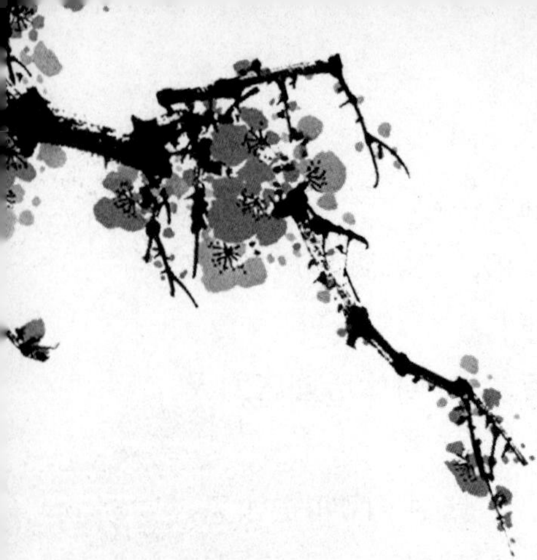

3.

小儿遗尿三药

李飞走进古祠堂里。

这是典型的南方古建筑四点金加外包。

如果从高空看下来，就有点像客家围楼。

但客家围楼是圆的，这四点金加外包是方的。

一方一圆，象征着天圆地方，乃客家古建筑的精华所在。

李飞看到正堂上供奉的都是当地百姓的祖先灵位。

左右厢房居然还建成小课室，时时传来孩童读《弟子规》《三字经》的声音，原来孩子们在祠堂里学蒙学。

据说，以前古村落里的大户人家，都会有自己的家学。

就是在古祠堂里，请教书先生教孩子们识文断句，洒扫进退应对，打下启蒙基础。

想不到这南方小村落，居然还保持着这样纯粹的家学传承。

这在当今浮躁的大环境里，是非常难得一见的。

难怪周围环境这么祥和，原来有教学传统文化。

建国君民，教学为先！

李飞看着古祠堂墙壁上挂着这八个大字，不禁仰观赞服。

古祠堂居然是连续三进的，屏风背后又是一片天地。

李飞走进去时，发现有些老人在那里聊天。

一位灰袍老者皱着眉头说，我那小孙子真是让人头痛闹心。

另一白须老者问，怎么回事？

灰袍老者说，像这样天冷，小孙子不光晚上尿床，白天也止不住，一天十多次，搞得我老骨头都没法睡觉了。

白须老者笑笑问，你没有送他到医院去吃药吗？

灰袍老者说，吃了两个月药了，还是没有好。

白须老者说，老姜先生最有办法了，一般都不轻易麻烦他，碰到这反复治不好的，上山去采三种药就治好了。

李飞一听到方药治病，就精神抖擞，轻声轻脚走上前来，这小儿遗尿几个月都治不好，用哪三味药就见神效，这个出自一位历经沧桑的老者口中，必定非同凡响。

只见白须老者说，牛大力、糖缸刺（金樱子）、五指毛桃根。

灰袍老者说，这些我都知道，牛大力、五指毛桃，在市场上也有得卖。

白须老者说，要新鲜的，刚挖的效果好，这个方子我自己小孙子试过，我又介绍给十几个孩子，他们吃过后，小孩子遗尿都好了，这是老姜先生教我的。

说完，老人家拿出笔，写了这些药和剂量。

李飞凑上去一看。

野党参 10 克，炒白术 5 克，茯苓 10 克，炙甘草 5 克，牛大力 10 克，金樱子 10 克，五指毛桃根 10 克。

这是五六岁孩子的剂量。

李飞心中一阵猎喜，果然中医在民间。

不仅是说民间有隐医大医，同时民间有效验的方子，也在老百姓口耳相传中。

李飞心中一乐，这不是四君子汤加这三味客家遗尿特效药吗？干脆就暂时就把它定为小儿遗尿三药。

只见白须老者说，这金樱子自己去采时要很讲究和小心。

灰袍老者说，怎么讲究？

白须老者说，它这刺要刺手，你要拿个米袋采下来后，丢到袋子里，然后使劲地往地面上甩，那些刺手的毛，会纷纷脱落掉。

然后再用刀子破开，里面的种核是酸涩的，掰掉不要，单用那层厚厚的皮，这样处理后的金樱子煮起来很甜很好喝，孩子喝起来又养胃。

李飞小时候也采食过金樱子，看到这小方子，居然有股想喝的冲动，这样的汤方熬出来，简直不是在喝药，而是一种享受。

煮出来可以用玉液琼浆四个字来形容。

五指毛桃是香的，金樱子是甜的，牛大力也是香甜香甜的。

换做虚弱的人吃了后都力气倍增，何况是小孩子。

这个汤方居然把疗效和药物的口味都考虑进去，两全其美，实在难得。

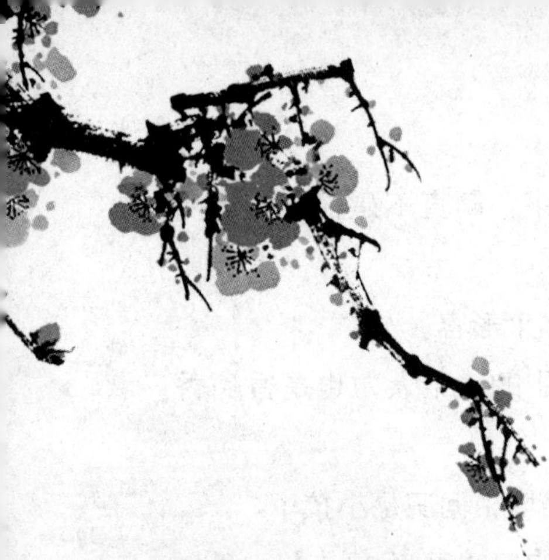

4.
排尿性眩晕

灰袍老人听了后，眼睛一亮，连连道谢，兴奋地找药去了。

这时白须老者也注意到李飞，说，小伙子，看你样子不像本地人。

李飞说，老先生，我是来找姜医生学医的，我在大学学医，实习期间好不容易申请到一个项目，到这外面来拜访民间中医。

白须老者哈哈笑说，叫我老王就行了。

李飞不解地问，王老爷子，您怎么这么了解姜医生啊？

老王说，我以前也是种地的，做过小学教师，退休后，常跟老姜到山上挖草，有一段时间长期待在姜谷，看老姜帮病人治病，那些效果好的，我都记忆犹新。

李飞听完后，心中一乐，虽然还没有见到老姜先生，但这位王老爷子，是老姜先生的好朋友，通过老爷子可以了解更多老姜先生的风格用药。

老王说，退休后，我闲着没事，也对中医药产生兴趣，发现治慢性久病要靠大自然的传统草药。

在老姜先生这里疗养的病人，都是别的地方反复治治不好的。

李飞听完后，恍然大悟，慢性久病，久治难愈，必累及脾胃，难怪老姜先生那么喜欢用四君子，是在守住最后一道防线。

那有哪些精彩的案例呢？

老王是个乐观健谈的人，他看到李飞拿着笔记本好学的样子，一下子就来劲了，说，跟你讲一个案例吧！

我那老伴近年来一屙尿头就晕，医院检查是脑动脉硬化性眩晕，又说是排尿性眩晕，结果搞了大半年都没搞好。

吃了老姜先生七剂药就好了。

七剂药治疗排尿性眩晕，这可是相当高明的手法，必定组方神奇，非同凡响。

李飞就在琢磨，像这种老年排尿性眩晕，又有脑动脉硬化，是很不好医治的。

这在许多大医院里要治上一年半载，时常断不了根，有些妇人多讲几下，咳嗽下，尿都会逼出来，一屙完尿都站不起来，眩晕眼花，这方子你如果能让有缘人得到，那可是功德无量啊！

就这么珍贵的方子，居然出自一位非常朴素的老人。

从他口中缓缓道出。

红参 8 克，炒白术 10 克，茯苓 10 克，炙甘草 5 克，黄芪 30 克，川芎 8 克，桂枝 5 克，老姜 30 克。

李飞越看这方子，越觉得不简单，补气升阳，何患疾病不愈。

只见老王说，老姜先生讲，年老气陷，一屙尿，气随尿跑，上面不够气了就晕，把气提起来就好。

结果我那老伴吃了这药后，屙尿不晕了。

她很喜欢这方子，又抓了七剂药吃，本来低血压，居然升上去，原来嘴唇苍白，吃后变得有血色，以前不想动，现在做家务很有干劲，原来记忆力不好，如今仿佛一下子年轻了。

一个上乘的医生，不仅是帮你缓解眼前的烦恼病苦，更重要的是他能够提升你的生命质量，让你活得容光焕发，神采奕奕，乐观积极，充满能量。

李飞再次感慨，就冲着这几个小方子，这次还没有见到姜先生就已经收获满满。

这是四君子汤加了黄芪、川芎、桂枝，这三味药能提气，让脑部供血改善，干脆就叫它提气三药吧，把脾胃的气血运化提上脑瓜，这样脑瓜不眩晕，记性也好了，而且尿液不会往下漏，人也不会懒动。

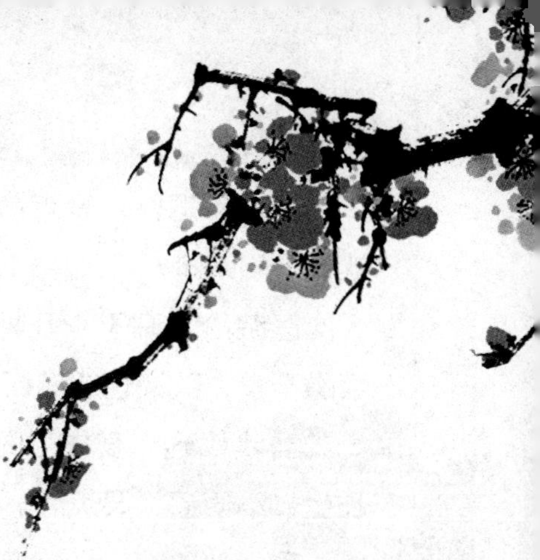

5. 习惯性便秘

这时有两个壮汉扛着一麻袋的药，从这古祠堂中间走到内堂去。

老王说，那麻袋都是肉苁蓉。

李飞又是惊讶地问，老先生怎么知道？

老王笑着说，这里用肉苁蓉很多，用于治老年习惯性便秘，我也帮忙搬运过，我刚退休的时候就得了便秘，经常四五天一次大便，饭吃不下，排便困难。

这人啊，脏东西不去，新的东西进不来，问题就来了。

后来头也晕，胸也闷，气也短，医院一检查，啥病都有，脑血管硬化，弥漫性脑萎缩，胆囊炎，血糖高，前列腺增生，习惯性便秘等。

我说刚退休，享点清福，这人命怎么就这么苦，疾病就找上门来了。

医院给我开了十几种药，吃得我胃胀吃不下饭，整天烦躁不安，眼睛也红赤红赤。

当我找到老姜先生时，他老人家只讲了这样一条，要长生，小便通，要长活，大便畅。

我问他要吃什么药来治这么多病？

老姜先生说，我只给你治便秘和前列腺增生，其他的不理。

我当时就想，这么多病，你只给我治两个，可怎么办呢？

我吃了这么多药，就是为了把这么多病治好。

老姜先生给我开的是：

党参10克，生白术50克，茯苓15克，生甘草5克，肉苁蓉30克，升麻5克，枳壳10克，泽泻10克。

我只吃了两剂药，大便就通了，胃口增加，以后每天都有便意，养成了排便习惯，胸闷没了，眼红消失了，喘气头晕也不见了。

老姜先生教我三餐饭，早晚这两顿都改为素食，中餐七分饱，到现在为止，我便秘问题都没有再出现，也没有再吃药了。

其他气喘，烦躁，失眠也好了。

所以这个方子我一辈子都记得，治了我十几种病。

李飞仔细观察这方子，看不出有什么神奇之处。

唯独就是重用白术能通便。

升麻、枳壳升降气机。

《伤寒论》叫大气一转，病邪乃散。

肉苁蓉是老年人阳气虚便秘的特效药。

泽泻、茯苓能清利膀胱。

这个方子就是补气通便，调气利水的方子，没什么特别神奇啊？

老王笑着说，我后来也请教老姜先生，他说只给我治便秘和前列腺增生，其他的病不理，怎么其他病都好了。

李飞也嘀咕道，是啊，怎么会把其他病也治好了？

老王说，老姜先生讲，中医像这种清洁小便，通畅大便的治病理念，和大禹治水的原则是一致的。

据说以前大禹为了治水，他勘察洪水的来龙去脉，发现黄河中游有一座大山，叫龙门山，就是现在陕西和山西交界的地方。

这个山口壅塞了，结果河水被拦住下不去，于是反流灌到中上游，闹起水灾来，这些洪水就会溢出河道。

就像久坐不动的人，气机堵塞，水谷下不去，血脉就会贲张上溢，轻者厌食挑食，反酸口苦，烦躁不眠，胸闷呕吐，重者血管压力大，脑溢血中风。

大禹找到水患之因，就带领民众开凿龙门，疏通河道，把这座大山凿开大口，使河水顺畅流下，中上游的所有压力都化解，所有问题不治自治。

这叫大禹治水，堵不如疏。

中医都是顺势疗法，不轻易搞对抗性疗法，据说以前大禹的父亲治水，就是不断地用土壤去填去阻拦，这对于小水小患有效，好比现代常用的水来土掩，相当于对抗性疗法，对于大水大患必须要遵循自然规则。

李飞听完后豁然开朗，拍手称妙，难怪《卫生经》上讲，欲实脾，必疏膀胱，欲利五脏，先通大肠。

老姜先生这简单的八味药，却把胱肠都开通，各种病症从下面排出来。

难怪是治疗老年气虚习惯性便秘的良方啊！

四君语：大家对 J 医生都非常赞服。

有学长说，这么高深的医技，不公布地址，不就可惜了吗？

像这种长期的慢性胃管反流性胃炎，后面会讲到，还有善友们问到的痴呆尿频、便秘，后面老姜医生都会和盘托出，所以碰到一些问题，大家在微信上留言，我们会选择其中一些具有代表性的，在这四君语里和大家分享交流。

像胆汁胃管反流性胃炎，J 医生就用简单的四君子汤加枳壳 20~30 克。

没有什么秘密，只需要不乱吃东西就好了，好吃不多吃，不贪吃。

所以公布 J 医生的地址，只是救有限的人数，可是公布这种经验方法，却能够帮助无穷的病患。

叶天士没公布地址的时候，就已经没时间写书了。

治人一时以药物，治人一身百世以书籍。

中医普及学堂有个宏愿。

欲救病人，先救医生！

欲救医生，教学普及当先！

让J医生一个人独战，不如有一大批具有J医生眼界心胸手法的医者走出来。

我们说，向J医生学习。

J医生说，不要学我，学我只能像我，不能超我。

我这些东西也是东学西学，南拼北凑来的，如果有帮助，你们就拿去用。

那么如何让医生不累，病人看到曙光，民间老先生知识不带走，经验不保守呢？

我们打算开展中医客栈，延续任之堂余老师的心愿，组织百花齐放中医交流会。

像蒲松龄纪录《聊斋志异》一样，发心来纪录中医。

所以接下来办健康一日禅班，会与中医客栈连在一起，欢迎中医特技者、爱好者，进山里来指导传道。

其实像郑森的老爸也就是柴胡先生，还有善用逍遥散治妇科病的逍遥散人，善用桂枝汤的阳光先生……

就像鲁豫做一个鲁豫有约，梁冬先生有个国学堂一样，我们中医是不是也需要一个中医有约、中医客栈呢？

这样就能达到倪师所说的那样，救一个人不如救一批人，这是倪师办天纪地纪人纪的动力。

为小批人学动力小，为大批人学动力大。

为什么而学医，是一个医者一生都要思考的问题。

中医客栈还没有开办，就已经接到这么多善友传来的四君子汤的经验。

比如慢性鼻炎久不愈，四君子汤加玉屏风散。

党参 10 克，炒白术 10 克，茯苓 10 克，炙甘草 5 克，黄芪 30 克，防风 5 克。

如果是鼻涕黏偏黄，加金银花、菊花各 5 克，连翘 10 克。

如果鼻塞鼻流清涕，就加苍耳子、辛夷各 10 克，白芷 5 克。

又有善友发来子宫肌瘤长期不愈，体虚，疲倦的方药。

党参 30 克，炒白术 24 克，茯苓 15 克，甘草 9 克，莪术 30 克，三棱 30 克，川牛膝 15 克。

当然，方子的辨证很重要，知道什么人生病，比知道得什么病更重要。

按 J 医生的说法，饮食习惯，运动锻炼，可以大大加强药方的力量。

一个病再重的人，遵医嘱做得好，就有很大的康复希望。

一个病再轻的人，不遵医嘱，也会变重反复。

现在，就有这么多善友反馈用四君子汤的经验，这些都可以与 J 医生的四君子汤百花齐放，非常精彩！

有位善友问道，益气扶阳，确实精彩，思路好学易懂，可是 J 医生还没谈到补气出现胸满腹胀，用培土法出现土壅木塞，或者用黄芪、生姜，导致虚火上炎，该如何处理及进行药物加减。

难道四君子汤就没有不适应的人群吗，难道不会出现虚不受补的现象吗？

一听善友们这样问，就知道你们是很内行的。

任何医生都要突破这个坎，不突破这个坎，指导病人处方用药就没有力量。

关于这些问题，我们明天四君语接着谈。

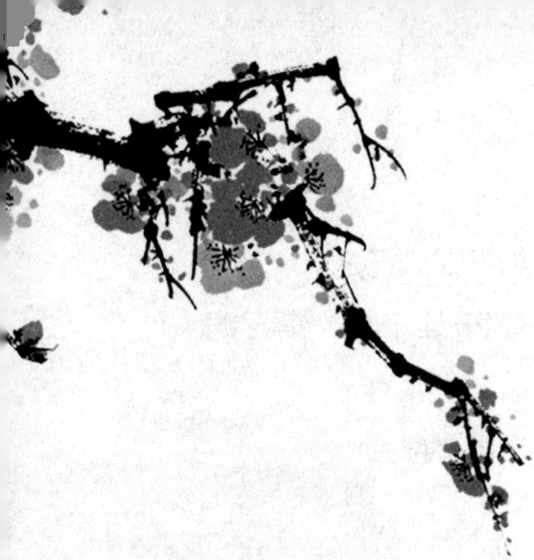

6.
胆汁反流性胃炎

老王看李飞那么认真地记录，巴不得把自己的东西倾囊而出。

一个善学习的人，不一定非得找到老师父，即使找到老师父的朋友、弟子或病人这些相关的人物，你都可以从他身上得到老师父的真传。

老王叹了口气说，现在人怎么病这么多？我那儿子在广州做生意，经常吃完饭就开车，得了胆汁反流性胃炎。

老姜先生给他开了一次药就治好了。

李飞惊讶地说，那么快速，在外面碰到这种胆汁反流性胃炎，轻则十天半个月，重则一两年未必能除根，老先生是什么雷霆手段，一次出手就斩断病根？

老王说，药简单，而怎样保胃却很少人能做到。

李飞问，王老爷子，那是什么药呢？是什么方子能够治疗这种慢性反复难愈的胆汁反流性胃炎？

老王说，这个方子我都会开了，因为这种胃炎太多了，用这方子治好的病人多得不计其数，几乎天天都有。

李飞竖起两只耳朵，全神贯注地听，唯恐漏掉一字一句。

老王说，党参15克，炒白术10克，茯苓10克，炙甘草5克，枳壳30克。

李飞问，还有没有啊？

老王笑笑说，没有，就这五味药啊！

李飞仔细琢磨，普通的四君子汤加一味枳壳，而且重用。

枳壳号称宽中下气第一品。

《药性赋》上讲，宽中下气，枳壳缓而枳实速也。

则枳壳、枳实，又有个非常响亮的名字叫破胸锤，是名副其实的下气药，凡是胸腹一切反流的酸水胆汁食物，枳壳、枳实都能够宽中降下，重用就像重拳出击，往下按压。

老王说，我那儿子吃完后，老是放屁，没多久就好了。

老姜先生交代说，这种胆汁反流性胃炎叫肝胃不和。

肝苦急，只要吃饭不着急，干活不着急，开车不着急，说话不着急，四不着急做到了，这种胃炎自动就会好。

我那儿子把这四不着急听到肚子里，不仅自己胆胃病好了，还把这些经验告诉广州的亲朋好友，帮他那些朋友也治好了。

在他那朋友圈里，居然小有名气，哈哈！

李飞也笑了，因病成医，久病成良医，说得一点也没错，你如果从这种病苦中走出来，真正摆脱这种疾苦，你肯定就拥有了治愈这种疾苦的方法和信心，因此你也能帮助别人。

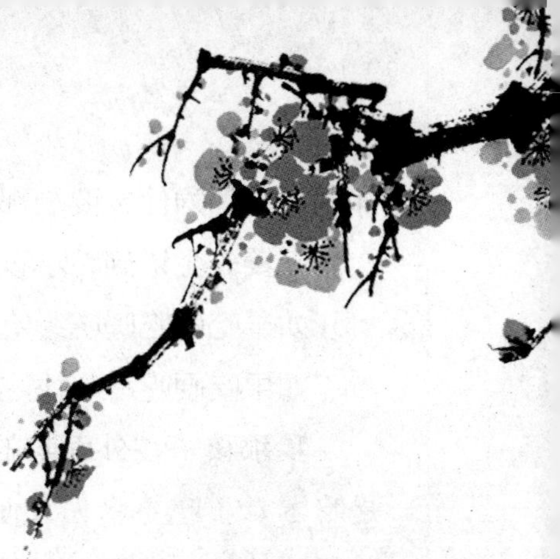

7.
小儿久病脱肛

老王说，如果只是治好我的老年便秘，我还不是最佩服老姜先生。他把我一家的问题都治好了，这是我打从心底佩服他的原因。

李飞已经收获满满，既然老王说，不单他的病，他一家的问题都解决了，那还有其他什么问题呢？

老王叹了口气说，最大的问题还不是我们，是我那小孙子，七八岁了，拉大便，肛门还老是脱出来。

排完便后，还要大人帮他洗，再送回去，在大城市一年多都没有治好，真是急坏父母。

直到去年，他们一家回来，我带那小孙子到这里来。

老姜先生说这个小孩的病简单，我们当时都不相信，如果简单，为什么要治那么久？

老姜先生讲到，小孩子生病多是饮食之患。

如果吃软吃暖吃缓吃少吃淡则不病。

如果吃硬吃冷吃快吃多吃肥则多病。

我那孩子在外面吃的饭是干硬的，零食又多，孩子常是吃零食不吃主食，大便硬得像羊屎，回来后我那小孙子养得病怏怏，比同龄的孩子矮了一个头，软耷耷，像没阳光的花。

老姜先生说，一要大便软，二要中气提。

他开了七味药煎汤服用，药渣晚上煎水来坐浴肛门，不到一个星期就好了，而且到现在都没再犯过。

我那小孙子在外面花了几万块钱没治好，在家里几十块钱就治好了，全家人高兴得合不拢嘴。

我跟儿子们说，你们拼命赚钱干什么，身体都没搞好，将来几十万几百万都不够花，而且花钱还受罪，赚这些医药费，冤枉钱，人生图个啥？

从此我那儿子家里，不再胡吃海塞，也把那孙子的零食断掉了。

结果不到一年，就壮得像小牛犊。

确实，如老姜先生所讲，不吃主食的娃子，绝对不是健康的娃。

李飞又问，王老爷子那是什么方，这么快速治愈脱肛？

老王说，不单治愈脱肛，吃下去孩子的大便如羊屎状也解决了，小儿久病脱肛方子是：

野党参 15 克，炒白术 5 克，茯苓 5 克，生甘草 5 克，黄芪 30 克，防风 6 克，火麻仁 10 克。

李飞眼睛一亮，寻思道，那不是四君子汤配合《医林改错》上专治小儿脱肛的黄芪防风汤吗。

加上火麻仁润六腑之燥坚。

火麻仁在《药性赋》上讲，它不单润肠，还润六腑。

这样大便润通，就不会使劲用力，肛门就不会再脱出了。

黄芪、防风往上提，使气主固摄功能加强。

这组方构思太巧妙了，七味药居然是一个严密的阵法，每味药都相互协作，共同捣毁病所。

8.
中风后尿潴留

惊喜啊！

这简直不是捡到一块金子那种喜乐能形容的，应该是挖到一座金矿。

在大学时，李飞就听过那些老教授讲到，民间藏龙卧虎。

当时还以为他们随口讲的，这次还没见到龙虎，就被这气场给震慑住了。

一个出色的传统中医，身上的光环居然如此艳丽。

老王哈哈笑说，小伙子，你们中医是不是有这样一种说法，叫作什么不同的病，不同的人，可以用同一个方？

李飞马上反应过来说，这叫异病同治，难不成老先生用一方来破数病，一石二鸟，一箭双雕？

老王点点头说，小伙子反应挺快的，正是这样。

邻村的老刘八十多岁中风，尿都在尿胞里留住，尿不出来。

李飞说，我知道，那叫中风后尿潴留。

老王点头说，对对，就是这个术语。

医院里导尿都没有搞好，老姜先生用七味药就把这尿给排出来了，只吃两剂，小便就没有障碍了。

李飞又是一阵惊讶，说，还有这回事，如果这方子传出来，在康复科里流通，那样不就省了很多导尿的麻烦？

病人快意，医生轻松，多好！

老王说，就这七味药。

党参 20 克，炒白术 10 克，茯苓 10 克，炙甘草 3 克，黄芪 30 克，桔梗 5 克，老姜 30 克。

一听完这七味药，李飞彻底震撼住了，如果你不是一个中医的行家，你不知道这七味药的配伍有多么的巧妙。

居然像一个严密的程序一样，你根本没法增加或删减一味药，根本动不了。

就像当时《吕氏春秋》问世，挂在城墙上悬赏，谁要是有本事在里面更改动摇一两句话，乃至一两个字，立刻赏金千两，可没有人办得到。

这就是上等的医生，任何一味多余的药都不会用到。

人中风后，半身不遂，元气大亏，尿水没有元气推动就会停住。

中医叫，气行则水行，气虚则水停。

用四君子汤加黄芪补够气，使排尿有力。

用老姜符合《黄帝内经》讲到膀胱的生理特性，膀胱者，州都之官，气化则小便出焉。

至于桔梗这味药，普通人看了后，肯定会莫名其妙。

用这开肺气的药，来治小便潴留，一上一下，这不是风马牛不相及吗？

可是中医的博大精深就在这里，它的解释永远让你难以想象，却有很符合自然之理。

南方人喜欢泡茶，尤其潮汕地带。

上等的茶壶，盖子上有个小洞，这个洞，你把它按死，茶水就潴留在茶肚子里倒不出来，或者排出滞塞。

一旦把这盖子上的小洞放开，那水就哗啦啦流下来。

古人看到这种现象，就通过利用一些开肺的药，比如紫菀、桔梗、紫苏叶来开宣肺气。

病人肺气一开，大小便自然通降下来。

所以老王说，这个方子一般治疗中风后尿难屙出来，体虚无力者，通常三剂药以内，小便就能自行屙出。

四君语：接着昨天讲的话题。

我们该如何突破这个能量壁垒，使补进来的能量，不会变成躁火，却能为我所用呢？

这是绝大多数医家，穷其毕生精力都想突破的瓶颈。

我们发现 J 医生用五招来化解。

第一招，J 医生所在的岭南小镇，山清水秀，家家户户都能够喝上山里引出来的泉水。

本身泉水就比较通利，加上这个小镇有九曲江河经过，浊热之气一下子就被带走，在这里生活很难上火。

人病了，大都是疲了累了，用四君子顶一顶托一托，气力涌出，精神振作，身体很快就恢复过来。

我们发现在这小镇里，第一次来的人喝这里的水，小便的次数绝对要比外面多好几次，而且饭量比外面要多吃一些。

胃口自然开，而且吃油一点也不腻。

大概这就是环境成就的功德吧！

所以有些医家的经验是具有地域性的，好像兰花，你种在空谷里，它漂亮得醉人，可是拉到城市去，环境变了，就没那么鲜艳了。

像这种地域优势，我们可以归结为风水，你在这小镇里吃药，与在县城里或大城市，那绝对是三种效果。

你用泉水煮的药，和用自来水煮的药，不用我们讲就知道其中的差别。

水是茶的母亲，水也是药的母亲。

第二招，在药物上化解。

比如四君子汤恐其滞腻，可加陈皮、枳壳。

既补气又下气，人就不会胀腻。

还有一些喜欢吃水果的病人，又容易虚不受补者。

J 医生认为水果里，可以选择柚子化解腻滞，但也不要多吃。

第三招，饮食上化解。

J 医生的医嘱都有少荤多素，强调晚上不仅吃素，还要七分饱。

肠道里少滞腻，觉才能睡得安稳，才不会烦躁。

J 医生常讲，饱食则神虚。

吃撑了心神是虚的，气血都集中在肠胃堵住了。

J 医生不仅这样劝病人，还自己身体力行。

你想一下，一个不忌口、肥甘厚腻的人吃四君子，他脸上油流得更多。

如果一个人忌了口，把鱼生痰、肉生火的弊端，通过青菜蔬果来取代或减少，那四君子汤对他来说是大补益，而不是大滞腻。

第四招，J 医生非常喜欢爬山，我们采访过不少医者，发现这些有强烈中医情节的人，大都喜欢爬山。

吃补中益气汤或四君子汤，懒坐在那里不动，很容易堵塞，火冒金星，见人就烦。

你吃下去，常行走，它马上变为你的动力，让你身体里干劲十足。

所谓的补药，都是送给那些喜欢劳作的人，都是残杀那样懒动的人。

动一动，少生一病痛。

懒一懒，多喝药一碗。

我和大家讲一件这两天发生的事儿。

有学长进山来参加健康禅，他看到这些饭就皱眉，吃不下啊，太俭朴了。

看到这些炒粄就不敢吃，我们问他为什么？

他说吃了反酸，已经屡试屡验，肯定胃胀。

我们笑笑跟他讲，你在外面受到的约束，在我们这里统统不管用，你在外面会厌食吃撑上火失眠，在我们这里绝对不会。

正好这两天有学生反映，躺在床上居然半个小时才睡着。

我们听后非常地“愤怒”，居然在我们的管辖之下，入睡时间超过半小时，这是在亵渎传统中医的尊严，是绝对不允许的。

我们马上启动穿越计划二十公里。

刚开始他们觉得走不动，我们笑着说，人体要行走，就像推动物体一样，先要克服静摩擦力，一旦走过十五公里后，你的腿脚会越走越轻松。

大有春风得意马蹄疾，一日看尽长安花的快意。

他们有些不相信，不相信就要试练。

按常理哪有疲累的人越走越精神呢？

可是在这里普通的常理是行不通的。

以前，不是非常之人是住不了山的。

结果一个下午，二十公里徒步穿越，游了龙山十二异象胜景之一小三峡。

搞得大厨眼睛都快掉到地上了，鹏昱嘴巴也惊讶得合不拢。

他们说，怎么有如此胜景，为何老师们不早点带我们来游览。

结果二十公里回来，大家吃起苹果来，都觉得是温热的。

晚上，炒粄被扫得一干二净，连吃炒粄胃酸胃胀的善友也完全没事。

还笑呵呵地说，怎么感觉跟没吃一样。

第二天他们反映说，入睡时间不超过三分钟。

我们点点头说，所以说嘛，你会上火，就是走得少，会滞腻，就是动得少，会饱胀，就是提醒你要多穿越啊！会手脚无力疲惫，就提醒你要懂得多回归山里。

陶渊明讲，鸟倦飞而知返。

你得要回归自然充充电啊！连鸟都知道，人怎么会更糊涂呢？

第五招，J 医生名利之心很淡，我们采访他，他也波澜不惊，好像名闻利养和他一点关系都没有。

你看现在很多人容易虚不受补，吃一点煎炸炒，就心急火燎，为何呢？

名利心太重。

利名不曾挂胸中，由此胸中气自充。

既爱且憎皆是病，灵台何日得从容。

你如果天天欲望很重，你吃水果都上火。

如果欲望淡泊，清净，多利他，火炭吃下去都不会上火。

为何呢？寡欲精神爽，思多气血伤。

心静火自降，欲寡水自升。

J 医生之所以能灵活运用四君子汤，不在于这汤方本身的力量，就像关云长打仗，并不在于那把青龙偃月刀有多厉害，必定还有诸葛亮的计谋，还有赤兔马，以及关云长深厚的功夫，以及经常读春秋的智慧。

因此，如果仅把一场仗归结为是那把刀的功劳，就像仅把这个病治好，看成是四君子汤的作用，那是非常可笑的，而且是断昧因果，思虑不周，没有智慧的表现。

告诉大家，J 医生还有一个绝活，他的一个身份是刮痧医生，他帮病人把经络刮通后，不要说是四君子，就算是姜桂附上去，都不容易上火。

这真是刮痧医生和汤药医生的完美结合。

好，今天就谈到这里。

9.
产后尿潴留

李飞的兴奋难以言喻，他对老姜先生充满了期待。

不是说异病同治吗？那这个方子还治哪类病呢？

学医要举一反三，层层深入啊！

老王说，富镇产科的医生，自己生完孩子后，无力排尿，服用了产后生化汤，还是小便不畅。

老姜先生说，剖宫产后气虚无力尿潴留，也一样可以当作中风后尿潴留来治。

只要是元气不足，尿排不出，气阳两虚，浊水不去，用这方子补气助阳，尿液在身体就待不下去。还是：

党参 20 克，炒白术 10 克，茯苓 10 克，炙甘草 3 克，黄芪 30 克，桔梗 5 克，老姜 30 克。

不多一味不少一味，吃到第二剂，小便就正常了。

老姜医生形象地比喻，如同护士打针，先往外拉注射器，然后手上要使劲地往下挤，而且管道口要通畅，那液体射出来，就有力畅快，尿在身体就留不住。

如此形象的比喻，李飞还是第一次听到。

如果把桔梗比喻成注射器，就是拉的动作，那党参、白术、甘草、黄芪、老姜，就是用力往下挤的动作，而茯苓不就是保持三焦管道通畅的作用吗？

太神奇了！太神奇了！用拍案叫绝四个字都不足以形容这个案例的精妙啊！

看到李飞惊讶欢喜的样子，老王也很得意。

一个善于聆听记录的人，他到哪里都能听到最好的东西。

因为没有一个人能够拒绝一个真正好学谦虚又积极热情的人。

李飞就是这样的人。

李飞很敬佩孔门得意弟子颜回。

《论语》上有一段描述颜回，以能问于不能，以多问于寡，有若无，实若虚，昔者吾友常从事于此。

这是曾子讲的，他说，我的这个大师兄颜回啊，就专干这件事，自己有能力，常向比自己懂得还少的人请教。

很有学问，好像很不懂的样子。

肚子里很充实，却表现出无限谦虚。

老王看到一个大学生居然这么拼命地记录自己讲的话语，真恨不得把肚子里的东西都吐露出来，把自己所见所闻，老姜先生的经验都讲出来。

所以说，天底下没有吝啬的师父，只有不会学的弟子。

没有学不到的秘术，只有不善学的学生。

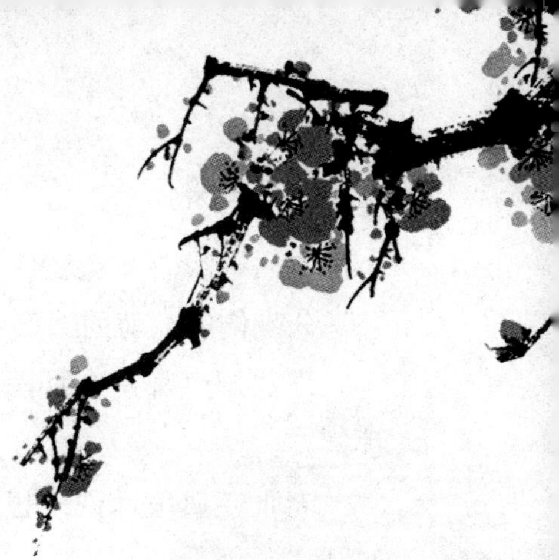

10. 慢性前列腺增生

老王喝了一口茶水，潮汕地区的人，就喜爱泡茶。

上品的茶水能提神醒脑，中品能消食开胃，下品可通便利尿。

李飞说，异病同治，是不是还有不同的病用这方子呢？

老王点点头说，小伙子，你问到点子上了。

村里有个老张，这个滥赌鬼，退休后闲着没事做，天天到麻将馆赌钱。

时常打麻将到通宵，前几年他还乐着赢钱。

后来发现越来越不对劲，这滥赌鬼老张面色晦暗，头面浮肿，在医院里折腾了几个月，说是前列腺严重增生。

他后来找老姜先生看，老姜先生对他讲，这个病如果还赌钱就治不好。

为何啊？

久坐伤肉，前列腺都坐坏了。

那些湿气都留在那里，堵塞尿道口，结果小便像花洒那样。

老张还风趣地说，想想当年迎风尿千丈，而今顺风打湿鞋。

这是所有熬夜打牌应酬日久之人的写照。

熬夜后气虚，气虚就会尿无力。

久坐后伤肉，肉伤后，堵塞尿道口，粘连住，就尿频尿急尿不畅。

那滥赌鬼找了老姜先生七八次，直到他发誓不再赌钱熬夜，老姜先生才给他开方子。

老姜先生说，你不戒毒，吃了我药没效果，会败坏我中医的名声。

结果还是这个方子。

党参 20 克，炒白术 10 克，茯苓 10 克，炙甘草 3 克，黄芪 30 克，桔梗 5 克，老姜 30 克。

才吃三剂，老张就乐坏了，那种尿频尿急尿无力的现象统统消去。

小便一通畅，脸上晦暗的色彩马上转为光鲜。

浮肿如猪头的样子也慢慢退掉。

他说，早知道就来这里吃中药，不用在医院折腾三个月了。

老姜先生笑着跟他说，早知道就不赌钱熬夜，根本用不着吃药。

李飞高兴地在笔记本上记道：

对于慢性疲劳，身体消耗严重，比如中风、剖宫产后尿潴留，或熬夜劳累后前列腺增生尿不畅，尿弱，排尿困难，只要是脾虚无力，用这方子屡试屡效。

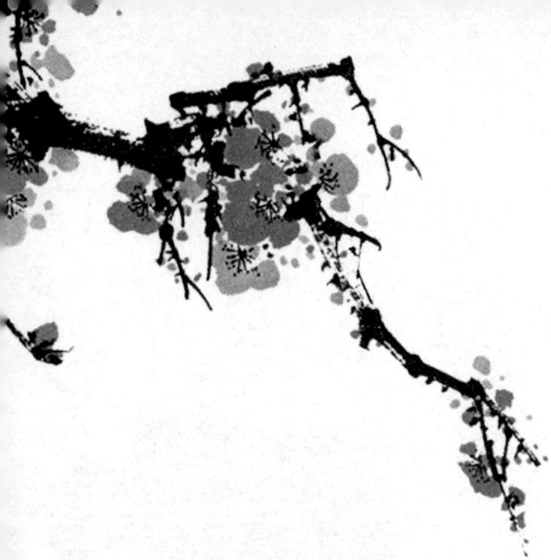

11.
水湿肥胖

李飞以为终于讲完了，可以圆满地画上一个句号。

谁知老王还在兴头上，小伙子，你有所不知，这个方子，我看老姜先生用来减肥，有一个肥臃的老外，足有两百多斤，就吃了一个多月药，减掉四五十斤。

李飞更惊讶了，那么神奇啊？

老王笑着说，这还不是最神奇的，神奇的是这个中药方让老外手舞足蹈，把降三高的药全都丢掉。

肥胖一下来，三高就下来了。

李飞问，真的这么神奇？

老王又笑着说，这还不是最神奇的，最神奇的是这老外本来走路像鸭子一样，两百多斤的体重，全身的肉都在颤啊！

一个多月后，脱胎换骨，像是变了个人，你都不敢认。

这四五十斤赘肉，老姜先生说，那不叫赘肉，叫气虚水停，是赘水。

老外说，我刚吃这药，一整天都往厕所跑，吓死我了，以为是尿崩。

但每排一次尿，都觉得心脏舒服一点，唯一觉得难受的是这药辣得我毛发直竖，眼冒金星。

老王哈哈笑说，那是数倍分量的汤药，老姜用到60克。

党参40克，苍术30克，茯苓50克，生甘草5克，黄芪80克，桔梗10克，老姜60克。

李飞说，这种剂量，能量简直能把人体肌肉里的水像洗衣机甩水那样拧出来。

老姜先生说，只要碰到严重气阳两虚，水饮内停，舌苔水滑，有气没力的病人，用这思路下去，直捣黄龙，迅速补气消肿，利水轻松。

李飞倒吸了一口凉气，姜还是老的辣，一个月让老外脱胎换骨，重新做人。

老王也哈哈大笑说，这老外居然要请老姜先生到国外去，并且扬言要开发这个中国古汤方，对老姜先生的医术竖起两个大拇指，不断地说，very good! very good!

中医真棒！中医真棒！

四君语：有位善友提到，老姜先生的四君子汤用出一些奇效来，除了辨证与饮食、运动疗法配合外，还有一个重要的原因，与药材有关。

一个是野党参，一个是自种两年采收的小黄姜。

没错，道地野生药材，效果肯定非同凡响。

有学长问到，他家里孩子遗尿，能否用到里面的经验，四君子汤加牛大力、金樱子、五指毛桃根？

我跟大家分享一个“纯金的干货”。

J医生让一个叫阿建的人，在当地种了几个山头的牛大力。

J医生教他怎么用。

他得到这个经验后，借助半野生的药材特效，基本上治愈所有小儿遗尿。

他一个朋友的儿子十几岁，居然每天晚上要在床上尿三到五次，孩子也知道羞愧，可就是止不住。

J医生跟他讲，单用牛大力煮汤水吃三次就好了。

果然大半年的遗尿问题，三剂药就吃好了。

又有一个妇人，车祸以后，结婚生子。

这孩子先天不足，常年遗尿，严重时坐在凳子上清醒着，尿也忍不住漏出来。

在医院里反复治治不好。

J医生说，去搞一大把牛大力，必须当地新鲜的。

孩子的家人问，还需要其他药物吗？

J医生说，药专力宏，关云长单刀赴会，一味牛大力就足矣！

这娃子也就吃了三次就好了。

有一个山民，他儿子十三岁还常年遗尿，隔三岔五尿得满床湿，把尿布堵上他就不尿，哪天忘了，他又遗尿。

这山民非常焦急，儿子得了这病，说出去都丢脸。

J 医生笑笑跟他说，山里就有治你孩子遗尿的药，用不着到外面找。

J 医生就叫这山民去采挖牛大力，也是三次，遗尿就好了，到现在都没有发作过。

还有一个大深的儿子，十七八岁，居然也遗尿。

这可不得了，常年找不到原因，也治不好，到广州检查，拿了一大把药吃也治好。

回到家里，无奈之下，找到 J 医生。

J 医生叫他用了一把牛大力，一吃就好。

我们问，牛大力用量是多少？

J 医生笑笑说，跟吃饭一样，多一碗少一碗都没关系。

那口感甜丝丝，又叫甜牛力。

这甜牛力，尤其是当地野生直接采挖的新鲜品，对大人小孩老人遗尿都有奇效，这是一种相当神奇的药。

听完过后，我们蠢蠢欲动，都想煲一顿牛大力来，大家尝尝，看看劈柴是不是力量倍增。

结果山里有数十年采药经验的老药农，和叔公一起入到龙山深处，据说以前有老虎的地方，时常都会传来虎啸声。

龙山里有不少狗都被老虎抓走，这是很多年前的事，猎户们都知道。

老药农元叔找到了牛大力，而且惊喜的是，他居然找到一株数十年的巴戟天。

巴戟天可是广东的十大名药。

药书上讲它能补肝肾，强筋骨，祛风湿。

J 医生说，巴戟天有一种神奇的功效就是治胃病，胃病初起，不太严重的，你在普通胃药里加点巴戟天，人吃了后胃病就不容易发作。

当地有位铺爷，将近九十岁，还常自己一人骑着自行车去兜风，用当地的话说，是老虎都没他猛。

客家话叫，北风那么壮有力。

比较神奇的是，这铺爷常年都没有生病。

乡里邻居都知道这老爷子和药物一点关系都没有，好像天生就跟药物绝缘，这是多大的福气啊！

J 医生说，这老人有秘法。

我们问，什么秘法？

原来铺爷六十多岁时，就开始每一年吃几次巴戟天，一次一二两煲汤，据说是某位道人传授，叫他逢到节气交变最厉害的冬至夏至出春分秋分，吃了后，一年都没病，而且喷嚏都不打，吃药前后三天都要早睡，根本不会有老风湿、关节痛这些衰老退行性病变。

这次出去采药，收到巨大的惊喜，一株巴戟天十多斤。

这些鲜品在镇上早已有富贵人家放出口风，五百块一斤，立刻收购。

所以山里的巴戟天基本被采完了。

这次能够碰上这奇药，真是缘分不浅。

J 医生讲，如果小儿遗尿方里，再加一点点巴戟天，就好像化学反应加一点点催化剂一样，效果更不同。

我们就搞上一把牛大力和巴戟天，配上五红汤。

煲汤时，牛大力的表层皮要用刀刮掉。

五红汤是：大枣、红糖、红衣花生、红色枸杞子，以及红赤小豆。

煲来大家喝一喝，看看是不是力大无穷。

中午大家每人一碗，尝完后很惊讶，五红汤喝过，但没喝过这么好喝的五红汤，一个下午就想找活干，觉得手脚有力涌出，结果锄了三片地还觉得不过瘾，大厨挖了一大片红薯还觉得意犹未尽。鹏昱劈了一大堆柴，还觉得气息绵绵，不见劳倦。

据说山民有些用这巴戟天和牛大力与肉一起煲汤，喝了后还上火喷鼻血，可见这野生的药物又多么雄健。

所以，我们总结要补得让身体能接受吸收，有五点。

第一不能放肉。

第二要劳作干活，使补益的力量能疏泄出去，转变为功力。

第三汤不能放油，容易滞腻。

第四服用补汤要早睡，助封藏，不能熬夜，免得阴虚火旺。

第五如果你还容易上火，不受补，必须要严格吃素七分饱，绝对能彻底吸收药力，为我所用。

看来百草园首先要种的就是牛大力和巴戟天，而且这两样是龙山名药，广东名药，标准的道地药材。

但是 J 医生说，巴戟天没有十年八年，成不了材，牛大力三五年就可以。

这些都是治疗小儿遗尿或年老尿失禁的绝佳民间经验，效果是“刚刚的”。

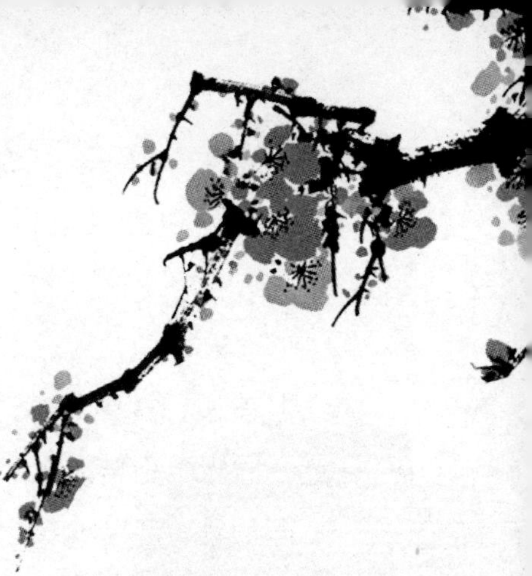

12. 老年人漏尿水

李飞感受到这王老爷子也非同凡响。

老爷子记性居然这么好，每个案例如数家珍。

老王笑着说，我是没事就跟在老姜先生身边，我记性已大不如青年，这是记少而忘多啊！

这些我能够记起的例子啊，都是老姜先生的经典案例，是经过反复试效得到验证的。

李飞说，异病同治，居然一个方可以同时治多种病。

老王说，还有呢！老年人漏尿，不知你听过没有？

李飞说，遗尿前面不是讲过了吗？

老王说，这还不是单纯遗尿，镇上砖厂有个工人三十多岁，刚开始经常尿急，频频上厕所。

后来严重到说话过度或干活过久，小便就兜不住掉下来。

李飞惊讶道，还有这么怪的案例？

老王说，在这里待久了，什么奇怪的问题都能遇到，真是一样米养百样人啊！

而最让你惊讶的还不是这些，到最后这工人张嘴打个哈欠，小便都漏出来，只有躺在床上才会好些。

李飞说，这是劳倦伤脾啊，凡是劳累劳倦加重的病，都要益其气。

这在《黄帝内经》上称为，损者益之，劳者温之。

老王说，这位工人连凉水都不敢喝，一喝这边入口，那边就准备上厕所。

李飞问，那后来怎么样呢？

老王说，就八味药。

野党参 15 克，炒白术 10 克，茯苓 5 克，炙甘草 5 克，黄芪 30 克，益智仁 10 克，山药 30 克，老姜 30 克。

这汤方只用了五剂，漏尿就痊愈了。

李飞连连称妙，《黄帝内经》讲，中气不足，溲便为之变。

也就是说中气亏虚后，大小便都会异常，膀胱会失约。

如同手没有力，东西拿不住会掉下来，膀胱没有力量水湿就收纳不住，讲句话，打个哈欠都往下掉。

所以手得气则能握，嘴得气则能说，脚得气则能走，膀胱得气则能兜收。

而这四君子汤配合黄芪、山药就是损者益之。

老姜配合益智仁，就是劳者温之。

这老姜先生太牛了！寥寥几味药，就切中病机，拔除病疾，真不愧是姜八味。

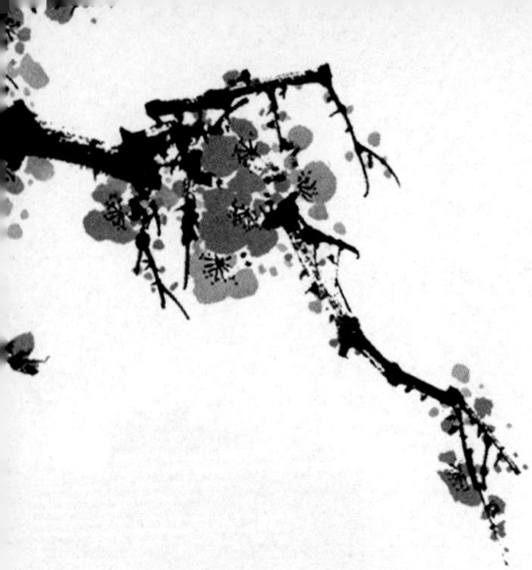

13.
小儿漏口水

老王望着天井外的天空，一片蔚蓝，陷入了深深的回忆中。

李飞没有打搅，静静地聆听。

一个善于聆听的人，才是最有智慧的人。

有句古谚叫，善用嘴巴，不如善用耳朵。

肾开窍于耳，肾主智慧，善听的人开智慧。

老王缓缓道来。

有一个六岁的孩子，坐着他爸的摩托车去上学。

由于雨天路滑，在拐弯处摔倒了。

小孩没有什么摔伤问题，自此以后却得了一种怪病，口水老往下流。

李飞问，是睡觉时流，还是醒着的时候流？

老王说，睡着醒着都往下流，根本控制不了。

这孩子因此面黄肌瘦，毫无胃口，一旦有噪声就惊恐害怕。

李飞说，这是受了惊吓，悲恐伤气啊！

这就是《黄帝内经》上讲的恐则气下。

孩子他爸带孩子去做全身检查，都查不出原因。

几个月还是没好过来，生长发育也停止了，直到找到老姜先生。

李飞说，老姜先生用什么方呢？

老王说，还是这个方子，只是小孩子的剂量有所减少。

党参 5 克，炒白术 5 克，茯神 2 克，炙甘草 2 克，黄芪 20 克，山药 30 克，益智仁 5 克，老姜 10 克。

李飞急着问道，就这八味药，结果怎么样呢？

老王哈哈笑说，结果当然是超乎想象。

孩子刚来的时候，战战兢兢，哆哆嗦嗦，连小狗都怕，吃完五剂药，追着小狗跑，胃口大开，连流口水的怪症都消失了。

为何同一个方能治疗上漏口水，下漏小便的病呢？

老姜先生说，《医学心悟》曰，中气虚则不能统摄，以致遗溺唾弃。

口水和尿水都是水，兜不住往下流，虽然是不同部位的不同疾病，但如果都是脾虚，中气损伤，都可以用这个健脾益气方。

这方子里有一味药很特别，就是益智仁。

李飞马上想到《中药学》教材上补虚药里有一味益智仁，上面写道：

益智辛温，归脾肾，下能暖肾固精缩尿，上可温脾开胃摄唾。故下治气虚尿漏，上医脾寒口水多。

又是一箭双雕，一石二鸟的用药思路。

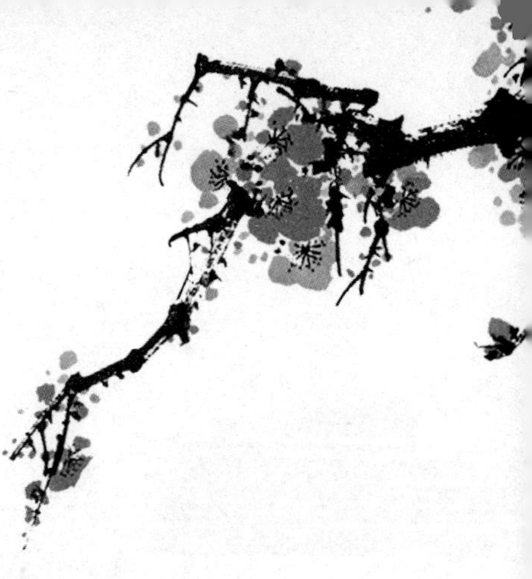

14.
漏粪水

李飞紧接着问，异病同治这么精彩，上面嘴角漏口水，跟下面漏小便，都是一个治法，补中升提。

老王说，更精彩的还在下面这个经典案例。

李飞疑惑地问，难不成还有？

老王说，不仅有，而且非常出彩。

话说广州的一个大学生，打球后喝凉饮，当天晚上又冲凉水就感冒了，先吃感冒药没治好。

在医院里又连续打了一周吊瓶，胃口全无，吃啥泻啥。

在医院里既是藿香正气，又是生脉饮补气，整个人都快泻虚脱了。

后来没办法，只好休学，每天都会泻五七次，到处求医问药，吃什么都难消化。

李飞点点头说，这样的例子，我也听说过不少，都是感冒后打吊瓶，胃口全无，腹冷拉稀。

老王说，这大学生不知道听谁介绍，找到老姜先生。

老姜先生说，这跟漏尿漏口水都是一个道理，这叫漏大便。

原因只有一个，就是脾胃亏虚，经典讲，脾胃之气下流，使谷气不得升浮。

这大学生长期肚腹胀满，拉稀不化。

老姜先生说，《黄帝内经》曰，脾病者，虚则腹满肠鸣，飧泻食不化。

这大学生拉稀到肛门都脱出来。

整个人瘦得像枯柴，面色萎黄，一阵风都能将他吹倒。

李飞说，后来是用什么汤方呢？

老王笑笑说，就上面那个。

李飞惊讶地问，漏口水，漏尿用它，漏大便也用它？

老王说，没错，老姜先生说，《伤寒论》上讲，此上虚不能制下也。

这是上面气阳亏虚，不能够制约下面的水湿泛滥，所以完谷不化。

于是迅速大补气阳，升提举陷。

野党参 15 克，炒白术 10 克，茯苓 3 克，炙甘草 3 克，黄芪 30 克，野山药 100 克，益智仁 10 克，老姜 20 克。

李飞一下子就看出方子剂量有所不同，而且有些还用野生品种。

便问，野山药上哪找啊？

老王说，这是老姜先生特别交代的，如果不用野山药，也有效果，但没那么快。

为了获取野山药，老姜先生亲自带大伙儿到山谷里采挖，临症试效这野生药材的神奇。

结果一剂就止住了，连吃了十剂，这大学生胃口大开，气色转红润，半个月长了四五斤肉。

后来还送来一张妙手回春的锦旗，这个汤方是救了人的命啊！因此老姜先生把那些山药蛋子统统收集起来，在姜谷的半山坡上，纷纷种上，让它们日晒雨淋，粗生野长。

只要逢到最疑难的腹泻，长久治不好的，老姜先生还会动用到这杀手锏野山药。

我尝过一次野山药汤，香得不得了，吃一次，一辈子都记得，想起来就回味无穷。

如果这大学生家人不是虚心访医民间，恐怕这条小命都捡不回来。

所以一个出色的医生或学者，要有这样的胸怀，下问铃医，不贵儒医。

这是说，要虚心向下，即便是走江湖，摇铃铛的赤脚医生，他们也有一技之长，都要虚心向他们请教。

不要自以为是儒医，文化医，博士，教授，就目中无人，高高在上。

岂不闻欧阳子暴利几绝，乞药于牛医，李防御治嗽得官，传方于下走。

这是民间草医有大智慧的表现。

欧阳修得了水泻，太医束手，居然被医牛马的走方郎中，用一把车前子就治好，利小便实大便也。

李防御这位太医，治不好皇帝的妃子，担惊受怕，后来得到走方医的启发，用黛蛤散治好皇妃的咳嗽，因此升官晋爵。

四君语：有病人用了这牛大力后，遗尿就消失了。

家里兴高采烈。

我们想，如果用这平常的四君子汤，配合这些普通的草药，在一个地方成为当地的保护神，不是难事。

正如余师讲，一方面要将古代名方学好，要以一个学院里的教授讲师学者为师，学习他们做学问挖古籍的功夫。

另一方面还要在当地拜一个民间草医郎中为师，民间草医文化传承，一接过来，你马上就能感受到至贱者无敌，至常者神奇这两句话的威力。

比如J医生也随口拈来《草药总纲歌诀》。

辛香定痛祛寒湿，甘甜生肌补益用。

寒苦清凉消炎热，酸涩收敛涤污脓。

比如胃寒冷痛的，像田边山脚，随处都有白花臭草，紫苏叶，老姜，这些毛毛草草，都有浓厚的辛香之味，对于胃寒痛，那是一把抓，一把见效。

还有容易反复感冒的，老姜先生说，就野山药熬汤，加点紫苏叶、老姜，比玉屏风散还强，吃几次孩子就雄壮。

再比如老年人关节痛的，脾主四肢关节，将四君子汤中几味药打成粉碎，然后和紫苏叶、老姜，像泡茶那样，既方便，又见效快。

服过药后，那种畏寒怕冷关节痛，那种天气预报的现象就减轻或消失了。

为何啊？紫苏叶、生姜，肺主治节也。

老姜先生把辛香定痛祛寒湿这句口诀，和四君子汤一结合，发挥得淋漓尽致。

还有善友问道，慢性鼻炎，疲倦少气，畏寒肢冷，常流清涕怎么办？

用四君子汤加山苍树，在南方没有比这个组合开通鼻窍、强大脾胃更快速的了。

既培土生金，也通九窍。

还有一些中老年人，操劳后经常头痛怕风冷，我们常规会想到头痛不离川芎。

老姜先生说，川芎太拔气了，对于头痛日久者，疲劳加重，用四君子汤加黄荆子。

这味黄荆子是岭南常见的祛风神药。

它身上长有一些小毛毛，那味道辛香得透骨入脑，治疗胃风头风特效，是产妇坐月子的首选之药。

你想一下谁最怕风，当然是新产妇了，能把新产妇的风邪驱走，这样的药在民间，J医生称之为月药，就用这月药来治顽固风痛，就是四君子加黄荆子和老姜。

所谓有毛能祛风，有孔能利水，有刺能消肿，有浆拔毒功。

经过老姜先生在医理验案上的导引后，我们越发觉得这些道地新鲜药材的重要。

记住道地药材还不够，还要好的道地新鲜药材。

为何呢？告诉大家，牛大力、巴戟天，干品的价格根本比不上刚采挖野生的湿品。

我当时很惊讶，这牛大力干品将近一百块钱，湿品不更便宜。

J 医生笑着说，湿品价格要更高。

巴戟天干品绝对卖不到一斤四五百块钱，但是湿品可以，尤其是刚采挖野生的。

这种刚采挖煮出来的汤水，有一股仙灵气息。

大厨尝了后说，怎么还有沙，我们笑笑说，沙都不忍洗掉，那周围包的泥尘也是药。

就像白花蛇舌草，干品一斤不过数十块钱，而湿品在菜市场卖，新鲜的一小把，不到二两，就一二十块钱。

而且潮汕地区人，还非常喜欢买。

在山里，有位老农种了山柰，结果收成不大，山柰地里长了一大片白花蛇舌草，它刚要拔掉，药农说，千万别拔，我定期过来采鲜品。

结果那片山柰地，没有收成多少山柰，倒是卖了六七千块钱白花蛇舌草。

为何呢？新鲜的效好价高。

在中药世界里，只有为数不多的几味药，比如陈皮、枳壳、橘红，那是干品留久一点好。

绝大部分是越新鲜越好。

所以如果掌握了鲜品药的使用，在临床上你的治病功夫会更上一层，你的疗效会打开一种新局面。

如有位妇人，她手部痹痛，是坐月子时沾到冷水，十年八年都没好，天一冷手指就不过血。

不知道吃了多少补药，都补不下来。

J 医生说，那是没有吃新鲜补药。

遂用四君子配合软枝正宗的五指毛桃，根金黄，味奇香。

妇人吃完第一剂后就有感觉，说，这个手部感受到气血在畅通。

原来五指毛桃不仅补气，它还有通经过骨的作用。

中医的神妙之处，绝对不在于口说，而在于亲身体验，所以无论如何，我们都要亲自去尝试这些山里的蜂蜜，野山茶，白花地斩头，五指毛桃，牛大力（又名甜牛力），巴戟天（又名鸡肠风）。

中医既要学医理药性，更要亲自去尝试体验，医学不仅是理论药物之学，更是体验修证之学。

当你尝完牛大力、鸡肠风、五指毛桃后，你明显感觉有力从脚底涌出，不踢腿干活都觉得不快意。

这就是《草药歌诀》上讲的，甘甜生肌补益用。

这些尝起来甘甜又香喷喷的，吃到身体里，肌肉马上为之隆盛，骨骼为之坚固。

可是你在药店买的干品，效果不是差一筹，而是差很多。

所以有人讲到，老姜先生手段独到，一是因为他用了道地药材，用了好药。

其实还有一点没有讲到，就是老姜先生他还时常用到新鲜的药。

我以前没想明白，以为古代医生亲自上山采药，是因为没药可用，后来亲自尝这些鲜药后，猛然发觉，真正的草医中医，得到正统传承的高手，他不仅把药储藏在药柜里、市场上，他把更多的药储藏在山里，保鲜最好的绝不是冰箱密封袋，而是十万大山。

那些药草飘香，得到天才地宝加持滋养的极品珍宝，绝对不是一般人能够想象得到的。

所以有游客经过时，他们惊呆了说，我吃遍天下山珍，怎么没有发现这山里普通的一锅汤，居然如此醉人好吃。

我们笑笑说，你有没有看到这汤是什么汤，柴火，土灶，泥锅，刚采挖的野山药、五指毛桃、牛大力，这煲出来的汤方，连皇帝都吃不到。

这锅汤喝下去，那是洗心炼髓，超凡脱俗。

所以真正极品的厨师，极品的药师，他手中必须要有极品的灵药，而且这灵药需要新鲜出炉出山的。

留了一两天，效果就会不同，就像岭南的荔枝为何要快马加鞭，送到杨贵妃嘴里。

因为荔枝一日而色变，二日而香变，三日而味变。

所以杨贵妃吃到的荔枝还不是最极品。

对于患病极重极顽固的人，除了山居，服用新鲜的良药外，没有哪种治疗效果能比拟。

把饮食，运动，药物，风水，心性学问，统于一炉，让病人自种自采自煮自洗自食自力，这样出来的效果不是平常人能够想到的。

所以老姜先生的姜谷是个极品养生谷。

未来能让中医扬眉吐气的，莫过于回归道地药材，回归新鲜药材，回归山林田园，回归炊烟袅袅，回归瓦房草屋，回归山水清风。

人之所以多病，就是离大自然之气越来越远！

回归吧！

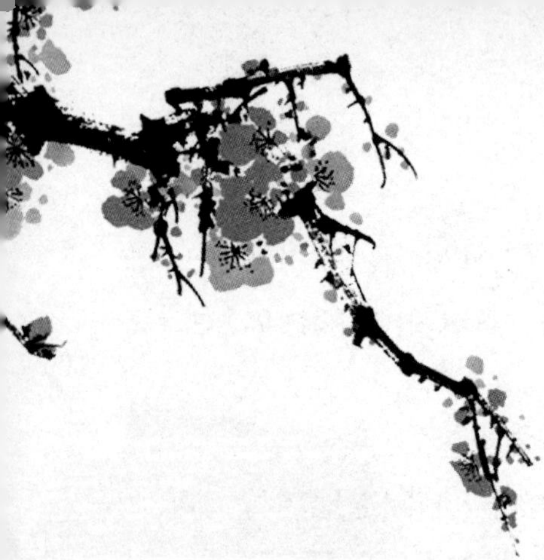

15.
漏汗水

李飞以为这个方子的妙用终于讲完了。

小孩子漏尿，漏口水，漏大便，都可以用这补脾胃思路，加强脾主统摄的功能。

这样的经验是以前师徒袈裟遮围，秘密相授的，只要掌握一鳞半爪，就可以医行天下。

谁知老王喝了一口茶水后，笑笑说，还没完呢！

李飞睁大眼睛说，难道还有？

老王说，小孩子出汗很多，老治不好，天天要换好几套衣服，你见过没有？

李飞马上想起《中医内科学》，这应该是小儿自汗啊，用桂枝汤加玉屏风散就能治好。

老王也是一个中医爱好者，像这类经验在中医杂志上面，从来都不会缺少报道。

可为何这孩子辗转治疗吃汤药，却未能治好？

老王说，我刚开始也奇怪，小孩子四岁半，一个多月来，出汗像出水，他妈妈抱进来一会儿，就已经汗衣湿湿。

背上搭两条毛巾轮流换都不行，而且孩子一不小心就感冒。

李飞说，那不用桂枝汤合玉屏风散，用什么方呢？

老王笑笑说，还是用上面那个方子。

野党参 5 克，炒白术 5 克，茯神 3 克，炙甘草 2 克，黄芪 15 克，野山药 50 克，益智仁 5 克，老姜 5 克。

李飞看完这方子说，这也是健脾固表敛汗的思路啊。

老王说，我也是这样认为，可这孩子吃别人健脾固表敛汗的药就治不好，一吃老姜先生的药，虚汗就消，胃口增加，大便充实。

老姜先生说，错不在辨证，问题出在药物上。

辨证精准，药物质量跟不上，效果减半。

在老姜先生这里，黄芪是上等的，党参、山药是野生的，老姜是自己种的，白术是上品白术，自己炒到金黄色，堪称补脾培土圣药。

因为这些都是亲手用心炮制，所以孩子吃几次病就好。

李飞陷入了沉思，看来辨证再厉害，如果没有强悍的子弟兵，即野生道地药材，加上自己炮制，恐怕和疾病作战时，也照样会落败。

有时瞄准的方向对了，可是子弹不合格，即便打中靶心，也炸不开。

点中疾病要害，也不能把它们驱逐出来。

李飞想到，自己将来也一定要做个传统中医，药材这关，必须严格把控，把关需用精严吏，不验分明不放行。

严格一分，就有一分效果啊！

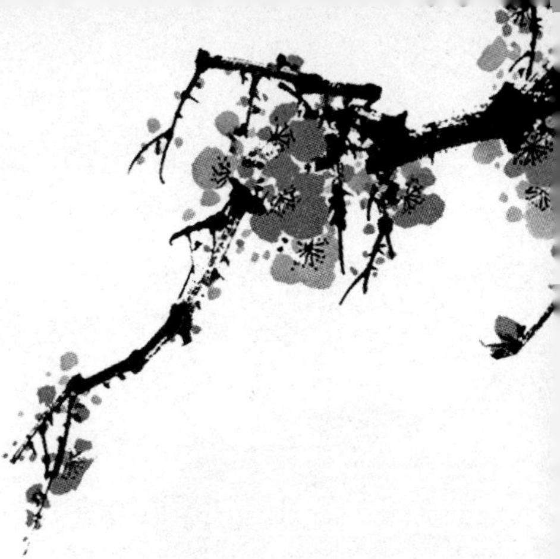

16. 漏鼻水

李飞正准备收笔，虽然他对药物充满了忧虑，但是已经有了中医的先行大德，老姜先生做了榜样，自己不愁没有方法。

俗话说，有样随样，没样自创。

一个人之所以成功，必定是走这两条路。

第一条是站在大德圣贤的肩膀上看问题，全心学习他们的东西，你必定会站得高看得远。

第二条路就是反复地栽跟头，而且要栽更大的跟头，如果说前面那条路是站在经验这条路上叱咤风云的话，那后面这条路便是在教训里跌倒，不断爬起，练出强有力的功底。

老王肚子里似乎有倒不完的经典案例，李飞听得津津有味，欲罢不能。

老王说，还没完呢，讲了漏口水，漏小便，漏大便，漏汗，不知道你有没有听过漏鼻水的？

李飞说，难道鼻炎感冒，也用这个？

老王说，在富镇小学里，有个老师的孩子，每当冷空气下来，天气转变，流鼻涕就像水龙头流水一样。

流得他脑瓜子空空，十多岁孩子记性还不如老头子。

李飞说，有这样的怪症，脑中的脑汁智慧，因为长期流鼻水都会消耗折损掉。

老王说，这孩子病情时好时坏，在外面不是消炎就是抗过敏，还打白蛋白增强体质，甚至还去输血，真是什么招数都用了。

但一有风吹草动，就鼻涕连连，十多岁孩子像两三岁孩子那样，有时鼻涕拉下来有一尺长。

李飞张大嘴巴，惊讶地难以形容，这样的怪症，在一般医院拿不下，却让民间老先生拿下了，这样记录下来，中医真的扬眉吐气，大快人心。

让那些非议中医，对中医没底气的人们瞧一瞧吧！

老王说，还是这个方子。

党参 20 克，炒白术 10 克，茯苓 10 克，炙甘草 5 克，黄芪 60 克，野山药 50 克，益智仁 10 克，老姜 20 克。

这一剂汤药下去，鼻涕就收了，两剂下去，龙精虎猛。

老姜先生说，那鼻涕明明是清白的，哪有什么炎症可消，你脾胃不消化吸收，吃再多的白蛋白也没用。

如果中焦不能运化造血，去向外面借多少血来都白搭。

这孩子后来坐在摩托车上吹风也不流鼻涕了，到外面旅游也不用老带纸巾。

李飞马上想到，《黄帝内经》云，肉不坚，腠理疏，则善病风。

这是说，脾胃肌肉不够充实坚固，你的皮肤肺卫就会疏松，风一下子就钻进来。

而风性疏泄，很快把你的津液疏泄出来。

通过强健脾胃，令肌肉充满，腠理固摄，精华就不会漏出来。

李飞心中再次鼓掌，恨不得多生两条手出来，给老姜先生点赞。

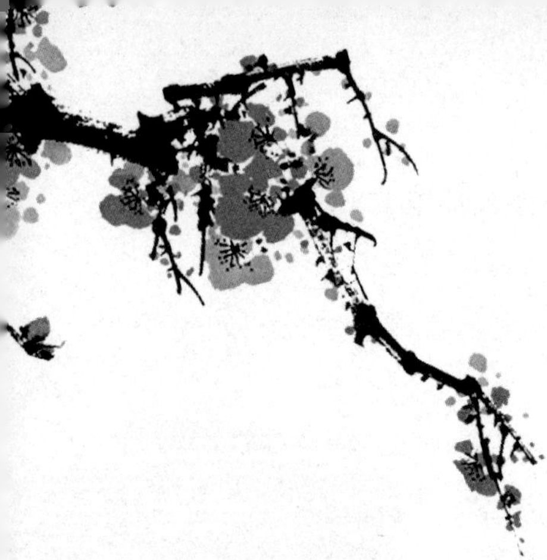

17.
漏眼水

李飞正在勾勒将来自己中医堂的蓝图。

老王说，小伙子，是不是经验太丰富，消受不起了？

李飞说，没呢，这么好的经验，我在想如何发扬光大，这么好的东西，只让我一个人受益，太可惜了。

老王点点头说，这小子心怀不错。

好处常思济人，绝为英杰之士。

利益常图己有，必是无福之人。

上天都会帮助那些喜欢帮助人的人。

而贵人也是降临指点那些乐于分享的人。

老王看到李飞既老实，心地又好，而且有耐心，堪为栋梁之材，便知无不言，言无不尽。

李飞笑笑说，王老爷子，看您那得意的微笑，就知道后面还有更精彩的。

老王说，当然咯，不过精彩的制造者不是我，而是老姜先生，我只是精彩的传播者。

有一个退休老干部，常年泪眼汪汪，风一吹，泪就掉下来，到哪里，别人都以为他家里出了什么事，都怜悯他，搞得他不敢出门，一出门，别人就问他，怎么了，最近家里出啥事了。

这老干部纵有千张嘴巴也解释不清，于是四处求医，刚开始用氯霉素眼药水，稍微有点效果，可不持久。

医生说这是溢泪症，说白了就是眼泪往下漏。

李飞说，难道他没有用中医的枸杞子、菊花，或者杞菊地黄丸吗？

老王说，你能想到的，医院都给他开了，可是漏泪就是没止住，直到他找到老姜先生，就是这个方子。

野党参 15 克，炒白术 10 克，茯苓 10 克，炙甘草 5 克，黄芪 50 克，野山药 50 克，益智仁 10 克，老姜 20 克。

这个方子，吃了三剂，眼泪一滴也没有再流出去，乐得他跑到大街上，见人就说，你们看我还有眼泪吗？

本来一脸郁闷，一下子转为一脸兴奋，比中了彩票还高兴。

本来在街上走路都低着头，唯恐见了熟人打招呼，一下子昂起头，光彩照人，那些卖菜的商贩，都替他高兴。

为什么前面那么多汤方药物没治好？老姜先生补脾胃

就补好了？

李飞想到四君子汤加黄芪、山药、老姜，能升提中气，加点固摄的益智仁，就能收摄，大有培土制水之意。

正符合《黄帝内经》所讲，脾土不及，则九窍不利。

九窍漏水清稀，都可以用培土固脾啊！

这一下想通不得了，李飞好像抓住串珠的那根线一样，你漏口水漏鼻水，漏眼水，甚至漏汗水，漏额水，所有上面漏清水的症状，乃至下面前后二阴，漏尿水，漏稀便，但见慢病久病不愈，法当培土制水健脾，用这思路绝对没有错误。

真是一理通，百理融，一通百通，好像不用再做笔记，这方子已经印到脑子里去了。

四君语：这两天服用了牛大力、巴戟天后，大家果然勇猛，劈柴更狠，快准狠，是真正干活的三字窍诀。

刚开始鹏昱劈柴老是劈不开，老叔公走过去，丢下一句话，不像个年轻人。

大家看，一个人不努力练功，在山里都会被老头子耻笑，他耻笑你也是教育你。

我们说，不怕，拳怕少壮，棍怕老狼。老年人有技巧经验，但年轻人有用不完的力量。

《了凡四训》上讲，耻之于人大矣，以其得之则圣贤，失之则禽兽。

为何？因为知耻近乎勇。

所以不能给自己家人和祖宗丢脸，必须要奋勇向前。

修学如撑逆水舟，暂歇竿时便下游。

若不努力勤精进，何时才能到滩头。

所以这段日子劈了不下一万斤的柴，大厨已经练得炉火纯青，我们马上叫他狂抄《了凡四训》，要把劈柴的机会留给鹏昱。

大厨说，抄得我手指都僵硬啊！抄书好像没有干活那么快意。

我们笑笑说，大厨，你进山来，不是来干苦活的，干苦活到哪里都可以干，不读好书就白来了。

你把笔当作斧头，纸当作柴，在纸上劈字，不就相当于在柴房里劈柴吗？

大厨一乐，结果他真把笔当斧头，写的字，笔笔都穿透过纸，看样子笔都快被他写断了。

不过那字刚正有力，有将军勇猛之气。

所以做任何事情，都要把修炼融入进去，你才能达到《了凡四训》上所讲，改完过失后，会有八种瑞相。

我们先讲前面四种，明天再讲后面四种。

其中前面四种就是，或觉心生恬旷，或觉智慧顿开，或身处冗沓而触念皆通，或遇冤仇而回嗔作喜。

如果你还有郁闷怨气，想不通，就是你功夫不够。

而鹏昱劈柴的时候，有一次天黑跟周围人打招呼，就被柴撞到脚趾头，破皮出血。

他正犹豫，上来做定课速度也慢了。

我们问他，脚皮破了会死吗？

他说，不会。

不会就继续劈，轻伤不下火线。

结果那柴堆在拼命地减小下来，而鹏昱将近两百斤的体重，也在拼命变轻。

清淡的素食，配上勇猛精进的劳作，什么病好不了，什么肥胖消不了呢？

没过两天那破皮就长好了，想不到在山里，伤口居然可以痊愈得这么快，一个有智慧的人，要善于从一切行为中，汲取上进的智慧、营养和能量。

不管境遇有多么糟糕，你都可以回嗔作喜。

不管条件有多么落后，你都可以触念皆通。

《了凡四训》上面讲的这些重点经句，每一句都可以现场试效的。

你知不知道为何劈柴会伤到脚？

鹏昱说，分心了，讲话了。

没错！所有的意外事故，瓶颈，都是分心讲话，不专注导致的。

所以小米成功的七字诀，口碑，专注，极致，快。

你只要专注到极致，自然既快又稳，口碑才能出来，效果才能出来。

做手机是这样，劈柴干活，抄书，写字，读经，讲学，没有一个不是这样的。

所以在山里，干活就这一句话。

宜将一心应万物，切莫一物万心思。

我今年不收你们的手机，不严禁你们出山，就是慈悲多祸害，方便出下流。

所以让你们的恶习还有残喘的空间，这不能怪你们。

当然要看你们是不是法器。

不是法器是泥罐，不能轻易敲打，一打就碎了。

教人之善勿过高，当使其可从。

断人之恶勿太狠，当思其堪受。

这几天山里连续下大雨，即便停电，我们也不停定课。

昨晚叔公说，这么大雨，还上去做定课吗？

我们笑着说，一个学者应当死守定课，生命不止，定课不止。

大雨停得了电，停不了定课，有此气概，命运肯定操控在吾人手中。

在山里的体能训练只是辅助，定课熏修才是正主，杀手锏。

我们已经从定课里得到大利益，而且定课的安排是非常有门道的。

早上适合读诵，因为清晨之气最佳，大自然中的鸟都选择这个时间歌唱。

晚上适合听经闻法，打坐，因为万物都在此时进入封藏静默的状态。

现在的定课开始做《心相篇》了，这是一部相学的宝典，是所有相书里的巅峰之作，是皇冠上那颗最耀眼的钻石，是金字塔顶尖的那一点，是相学的《心经》。

前几天有广西的病人过来说，怎么你这里也学相书呢？

我们说，未学医，先学相，望诊即中医相法。

他又问，为什么这里还有风水的典籍？

我们说，医卜星相山，同根也同气，法则虽不同，理则无二致。

所以接下来，这中医小说，轻松阅读，快意学习，会融进风水、相学、医道、武术、书法等真正的国粹。

有学长提到，他看了普及学堂微信文章还做笔记，并且非常严肃地提出，千万不要中断写作这醉花语、针客语、四君语，他在这上面收获远远大于小说的内容。

这才是真正好学的人。

傲慢的人，只用高高在上的脑瓜子来记忆这些碎片化的知识，真正谦虚的人，会用笔杆子、纸片来做笔记，装上这圆满的智慧。

我时常为听经闻法过程中，笔稍慢点，遗漏掉一两句重点的经句而后悔不止。

比如昨天晚上，秦老师讲到，福人不会降到无福之地。

后来硬是倒回去，才把这句话收进来。

所以看你动不动笔，就知道你学不学得进去。

这些动笔的人，也是真受用的人。

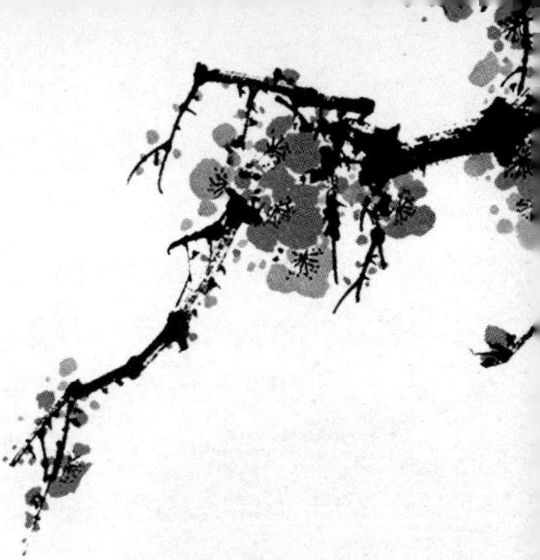

18.

伤科传承

喝！喝！喝！

人未到，声先到。

祠堂门外走进来一个壮汉。

这壮汉国字脸，短发，眉毛浓黑如大刀。

他边走路边踢腿。

每踢一下都伴随着发出喝的声音，看那体型和动作，就极具有壮胆的效果。

李飞一下子被这功夫汉子震住了。

老王说，看样子我要回去了，这大雄一出现，就是我该去买菜的时候了。

原来大雄每天十点多，就到古祠堂来跟老姜先生学医，也帮忙打下手。

有病人时，他就帮忙推拿按摩，没病人时就练武踢腿。

老姜先生常说，不练功的徒手医生，不是真正的好医生。

想要肉身搏虎，就要拿出真正功夫。

在民间，一个徒手医生就是指按摩点穴拉筋拍打，纯用手法帮病人把疾病赶跑。

中医按名相来分，还可以分为针客、推手、药师等。

而老姜先生认为，孩子学医入门，最好是从推手开始。

就是先把自己练成推拿按摩能手，熟悉穴位经络，凭两只手就能在经络穴位间点按导引游走，令病气灰飞烟灭。

常人认为这是老阿婆做的，或者盲人按摩店、医院康复科里辅助治疗的方法。

其实真正获得推手传承的高手，他绝对不是辅助治疗，而是病患来后，直捣黄龙，手到病除。

这比药到病除，针到病除还要厉害，只是当代真学推手的人太少了。

因为这太不容易学了。

所以一个真正有成就的推手，往往成就特别高。

《了凡四训》上讲克己者，先须从难克处将去。

这是说，自己雕刻自己，像美玉要从璞石中雕刻出来，势必要经过千刀万剐，千磨万练，反复地锤炼，难忍能忍，难修能修，最后才难成能成。

这叫艰难苦恨，玉汝于成。

这也是孔夫子所说的，仁者要先难而后获。

美好的东西，先要经历过百种刁难，如同《西游记》师徒四人，要过九九八十一难关，才能修成正果。

老王说，大雄原来体弱多病，为了治病，把家里的钱财消耗得一干二净。

李飞奇怪，大雄这么健壮，怎么会有病呢？

老王说，那是他没练功前，身体弱得像张纸，一阵风都能吹走。

李飞很难想象，这么雄壮的人，过去病得一塌糊涂，究竟是什么病呢？

老王说，如果是一两个病，就不至于那么难治了。

这大雄既有乙型肝炎，还有抑郁症，紫癜，就是皮下出血，真是祸不单行。

在大街上，还莫名其妙被摩托车撞飞。

当时腰骨都断了，脑壳也破了，流得快没血了，都以为没救了。

谁知碰上了老姜医生，这大雄命里福还不算太薄。

老姜医生帮他接筋续骨，就给他开了一个方子，吃了大半年，筋骨长回去，脸色红润。

李飞问，是什么方子？

老王随口便念出来。

红参 5 克，炒白术 5 克，茯苓 10 克，炙甘草 5 克，陈皮 5 克，老姜 10 克，大枣 10 枚。

李飞一看，便惊讶地说，这不是四君子加陈皮吗？就是异功散啊，加上姜枣调和营卫。

老王点点头说，不错，居然知道异功散，知道为什么用陈皮吗？为什么叫异功散？

李飞说，用陈皮者，一是疏通脾胃，二是行甘温补药之滞。

而叫异功散，应该是指它有神异的功效，非同凡响。

老王说，只知其一，异功散还有一个重要的作用，这个秘密传承只有老姜先生现在一直在用。

所谓异功，就是一个古传承的练功方，练功者最看重的就是精气神，外练筋骨皮，内练精气神。

而精气神都是从脾胃中产生的。

只要脾胃健旺，元气充满，没有病治不好，没有功夫提不高。

老姜先生让初学推拿按摩的娃子，服用异功散配合站桩踢腿，使水谷精微都布散到四肢五脏奇经八脉。

还用到血灵酒来外搽皮肤关节，令血脉通畅，十二经络彻底通透，功力增长迅速。

李飞听完后一惊，这种古传承，以前听闻在少林才有，据说少林寺那些武僧，他们慈悲素食，照样能够身强体壮，精力充沛。

他们身体好，一是得益于长期坚持练功，第二便是有古伤科传承。

有这些汤方药酒，来为身体淬炼，保驾护航。

所以他们越练越勇猛。

如果缺乏这些伤科传承，很容易练得走火入魔，身体劳伤。

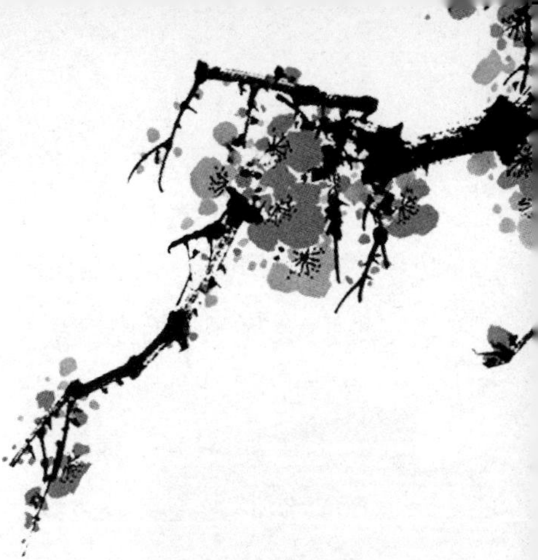

19.
伤科秘诀

老姜先生说，如果只企图将病治好，这样追求太小，动力太薄，你必须向往轻身耐老，强壮勇猛，再来练功服药，这样追求高超，动力强悍，身体才能真正变好。

老王讲完后，便带李飞进到内堂去，叫了一声大雄。

大雄停下来，额头上流着清澈的汗珠，面色通红，呼吸深沉，很难让人想到，这样的人，这样的强壮体魄，居然曾经百病缠身。

老姜先生讲过，但凡右寸脉强大有力，一般生病都不会得各种疑难怪病。

而四君子汤就是培土生金方，配合练功深呼吸，就能显著将右寸脉强壮。

所谓大病不沾气壮之人。

大雄问，怎么回事？

老王说，给你介绍个朋友，这是中医学校的中医学生，来这里学习的。

大雄一下子露出了笑脸，大家对中医生都心怀敬仰，因为他们未来将挑大梁，传承中医。

老王说，我这要先回去了，你多聊聊，多交流。

李飞说，我叫李飞，大雄师兄好彪悍强大啊！

大雄笑着说，我也是认识老姜先生以后才开始重视练功的。

老姜先生说，学医不练功，到老一场空。

武功健身是医者的根底和本钱，以前我问老姜先生，我得了这么多病，都是什么病？

老姜先生说，常人想弄明白病的名字，容易在里面搞糊涂了。

智者只管让自己气脉强大，不去理会病名，所以中医治病不以病症为主，以脉气为主，故曰治脉治气。

所以我服用异功散，加上练功强身，大半年下来，疾病都被我抛得一干二净了。

李飞很少听到这种富有豪强气概的话语。

病人有这种认识见地，何愁顽疾不祛。

李飞问，听说大雄师兄是跟老姜先生学医，对伤科按摩之术领悟颇深？

大雄谦虚地说，没有，没有。我只是在老姜先生旁边打下手，老姜先生真正教徒弟非常严格，而接引这些爱好者却很宽松，我只是中医爱好者还没入门。

李飞问，老姜先生怎么严格了？

大雄说，老姜先生课徒的宗旨是未学方药，先学按摩，既学按摩导引，后学方药辨证，长期潜心于内学。

老姜先生常说，能否成事，就看推磨扫地，是否奇才，但观干活心态。

要求学生处处都努力认真，每件小事都全力以赴。

我还没入门呢！老姜先生说我太粗鲁了，心不够细。

我现在只学了伤科的一些基本变化方子，以及一些推拿手法。

李飞问道，刚才听大雄师兄口中念念有词，那是在读诵歌诀吗？

大雄点了点头说，是啊！那是老姜先生常用的伤科口诀，对于骨伤后康复非常有效果。

说完大雄毫不吝啬地脱口诵出，《伤科秘诀》曰：

四君加陈皮，内外久伤愈。
灵活变通法，病痛手拈去。
破瘀用桃红，止痛乳没医。
硬肿加三棱，出血用三七。
尿血白茅根，便血用地榆。
车前与泽泻，小便能通利。
大黄草决明，大便不干秘。
用药宜慎重，引经药莫离。

头伤加川芎，白芷羌活宜。
颈项用葛根，背伤姜黄医。
胸中加枳壳，郁金瓜蒌皮。
胁痛用柴胡，木香能顺气。
手臂用桂枝，桑枝威灵仙。
小茴高良姜，肚痛效果良。
腰痛用杜仲，续断五加皮。
膝伤加牛膝，独活寄生宜。
木瓜薏苡仁，脚伤且莫离。
祖师传秘诀，莫向庸人提。
……

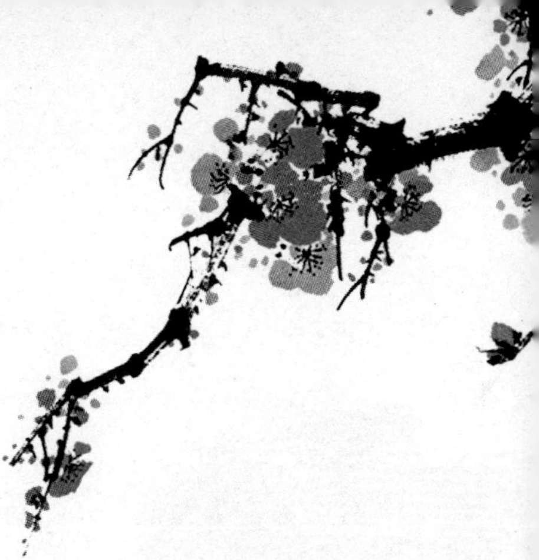

20.

浑身关节痛

李飞越听越兴奋，恨不得多生出两条手来，他笔走龙蛇，像小记者那样，把大雄诵的这伤科口诀，一字不漏地在笔记本上写下。

大雄刚诵完，李飞也刚好完笔。

大雄不禁拿过李飞的笔记本看了一下，眼睛露出惊讶之色，随后竖起大拇指，说，果然是有文化的人，读书人就是不同。

我这首《伤科秘诀》，背了一个月，才背下，你几分钟就记下来了。

以前老姜先生经常和大家讲，好记性不如烂笔头。

叫我们要多读多写，我也疏于动笔很懒。

看到你这样精进，觉得惭愧啊！

世界上的道理总是这样，千山万水访道的人，会珍惜只言片语，而在身边容易得到的人，却不以为意。

李飞认识到这骨伤科传承的重要价值，所以他一下子提起十二分精力。

你不认为他贵重，你就会随便应付，束之高阁，你认为他贵重，你就会全力以赴，无限珍重。

大雄说，这样吧，我给你分享一下这方子的神奇之处吧。

李飞听了更高兴。

一个好学的人，到哪里，别人都愿意将最好的与他分享。

有些人抱怨，到处难找到名医明师，那是因为他没有做到不耻下问，好学的热情还不够高涨。

大雄说，我在富镇的醒狮队里舞狮，那里磕磕碰碰，跌跌打打在所难免。

我用这方子抓药给他们吃，大部分效果都很好。

李飞惊讶了，一个爱好者，而且是体弱之身，靠一位老先生让身体强壮后，居然还通过不到一年的努力，可以治病救人，不是说中医要五年才出师吗，怎么在老姜先生这里彻底打破了这种常规，学医几个月，就能帮人解除痛苦？

大雄说，老姜先生强调学习者要边学边用。

醒狮队的组长年老，浑身关节都痛，刮风下雨加重。

我就给他用四君子汤加陈皮。

刚开始用时，我担心，不敢放太多药，剂量也少。

野党参10克，炒白术10克，茯苓10克，炙甘草5克，陈皮3克。

这老班主，吃完七剂药后，胃口好了，疼痛减半，他很高兴，又抓了七剂药，吃完了竖起大拇指说，他从来没吃过效果这么好的中药。

几次刮风下雨，身子板没那么敏感，这是因为抵抗力增强了，所以疼痛减轻了。

我问老姜先生，为何这五味药就让老班主风湿关节痛大大减轻。

老姜先生说，脾主四肢，用健脾来治风湿是治本，治本要慢，王道无近功，如果见到有效果，效不更方，再吃二十剂，加上运动锻炼，人很快又恢复年轻，手脚强健。

我就叫老班主再吃二十剂，结果多年没舞狮的老班主体力恢复后，情不自禁地重新舞起狮来。

四君语：这个《伤科秘诀》在办班的时候讲过一次，大家都很欢喜。

因病虚弱，内外伤损，服之皆效。

亚健康服之，加强锻炼，不生疾病。

总之无法用言语来尽说其妙。

按照王清任先生的说法叫作，培土健脾，益气活血，治疗诸病，皆可收效，但能使周身之气旺而不滞，血活而不瘀，气通血活，何患疾病不愈。

为何要融进功夫呢？

自古医武同源，武功家必须明阴阳气血，经络穴位。

所谓的刮痧按摩导引拍打，不过是武功的一种外化作用而已。

医者自身有武功，外面表现出来的招法更有效果。

所以接下来我们的创作方向，需要将功夫加进中医。

不是汹涌斗狠的功夫，而是内壮内明，医治疾苦的功夫，故曰功夫中医。

还有风水中医，命相中医，把《地理五诀》和《心相篇》，还有《雪心赋》，以及《太极拳谱》等国粹和中医融合，中医都能够承载，并且大放光彩。

我们刚开始也在怀疑，J 医生动手就三五十克的老姜，病人不会上火难受吗？

后来发现，J 医生还教病人练武导引，刮痧推拿，拍打拉筋，清淡素食，才明白这三五十克老姜已经进行能量转活了，还嫌不够。

所谓上火，只是火气无法对流，郁在局部的表现。

通过练功导引，迅速归于奇经八脉，任督周转，这是汤药和武功完美结合的中医治法。

J 医生的思想就是，小公路要变成大公路，慢国道要变成高速路。

人活着，就要能量充足，四通八达。

像四君子加老姜、大枣、陈皮，就是能量充足方，而练功导引刮痧按摩，就是在拓宽道路，四通八达。

J 医生讲，不练功的病人，不是好病人。

不练功的人生，必定是失败的人生。

这样治病，你会很有底气，兵勇是如何强大的？一是给足够粮草、兵器，另外必须日日操练。

有人妄想只通过服食粮草，却不想军训锻炼，认为这样能出精兵悍将，这是非常可笑的。

所以J医生的姜谷，既是一个农场，生产药物粮食，更是一个练功场，军训场，训练出钢铁意志，钢铁精兵。

J医生讲，虎骨、鹿筋，怎么比得上天天踢腿拉筋，如果用一句话来形容J医生的治病用药风格，那就是三分药，七分练。

先是医生帮病人拉筋练骨，拍打刮痧，后来便是病人自己行锻炼之事。

如果用七分养，太保守柔软，如果用“练”字，就能体现出扬眉吐气，风风火火，精神振作，和主动把握。

我们很奇怪，J医生治疗抑郁症，乳腺增生，居然也用四君子加陈皮、老姜，配合刮痧拍打。

如果按常规，我们会想到小柴胡、逍遥散。

J医生笑着说，那是小调小开关，这个才是大调大开关。

从短信上病人反馈的消息，我们看到这个思路，确实能解除精神抑郁。

J医生说，土气冲和，则肝随脾升，胆随胃降。

根本不需要解郁，就达到解郁的效果。

尤其是刮痧，配上补气。

J医生认为，脏腑就像水盆，经络是沟渠。

刮通沟渠，水盆的水会源源不断涌出，手脚通过拉伸拍打刮痧，脏腑里的气血就会涌出。

而四君子加陈皮、老姜则补入，这样一出一入，何郁之有？

我们又特地走访一遍 J 医生，提到用一小片姜，还有人上火反弹，怎么回事？

J 医生笑着说，我起手都是 30 克，却不会上火。

你本来量轻就走上焦，量大了，反而质重下沉。

同时派小部队去驱邪，一个排要将病邪一个团赶跑，结果被打得鼻青脸肿回来。

你派上两三个团过去，病邪闻风丧胆，看到这阵势就吓跑了。

加上常练功热身，所谓的火气都变为能量。

所以这汤方是一个大能量团，这大能量团都是垂青那些有福的人。

哪些人是有福的？

勤快，谦虚，量大，俭朴，礼让。

用四君子汤对于符合君子之道的人来说，那是相得益彰，若不够温良恭俭让，此方会有一些抗拒和较量。

这时行有不得，当反求诸己，德未圆满，则感应未至。

这样的汤方不仅能医病，还能行教化之功。

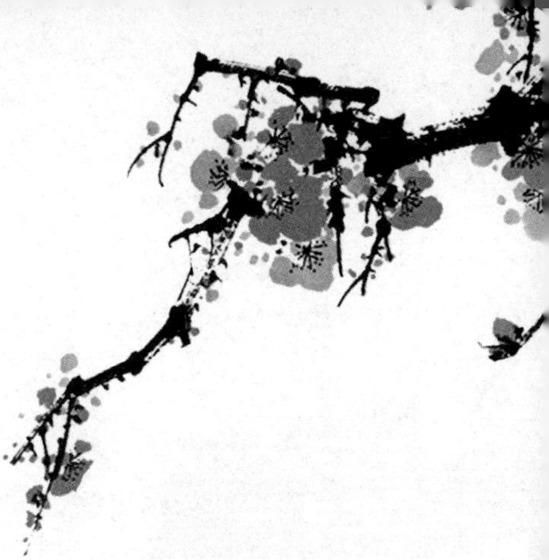

21.

手拉伤，嘴乌暗

天降福人以逆。

大雄在病逆中崛起。

这样的现身说法，令富镇的醒狮队都挺佩服。

一个人在逆病中能够脱胎换骨，必定有过人之处，或者神奇因缘。

大雄说，我不过是听老姜先生讲的，用四君子汤加陈皮服到底，配合练功强体。

我这么多病疾都可以痊愈，何况别人比我的病轻。

说完大雄又来了两个飞腿。

李飞又是一阵子吃惊。

这不只是健康的人，是超级健康，武功高强。

如何转病弱为雄强，这是每个人毕生追求的。

大雄说，茶叶店的老板，嘴唇乌暗，气短乏力，一坐就是一整天，有一次搬茶叶，不小心拉伤了手，搞了三四个月都好不了。

他听说我的大病好转，便向我请教方法。

我看他嘴唇乌暗，就想起破瘀用桃红。

问他手还痛不痛。

他说还痛。

我就想到止痛乳没医。

然后给他开了四君子汤加陈皮、桃仁、红花、乳香、没药，各 5 克。

我还不敢开太大剂量，当作投石问路。

然后按照老姜先生教我的踢腿方法，每天叫他踢一千下，刚开始他在茶叶店里很少运动，踢三百下就喘气没力，吃了药后踢五百到七百下都没问题，半个月后踢到一千下，手上的拉伤痹痛居然好了。

原来他只能踢到膝盖那么高，人太胖了，现在他每一下都能踢到肚脐以上。

老姜先生说，踢腿能活血，血活病自灭。

后来他乌暗的嘴唇也变鲜红，两个多月减掉十多斤赘肉。

人家问他怎么受伤后身体变得更好？

他都哈哈笑，说这是我的功劳。

搞得他们都来找我寻医问药。

所以我实践的机会就越来越多了。

李飞眼睛一亮说，原来民间中医就是这样崛起的。

不看招牌看口碑，不看广告看疗效。

你治好一个病人，他就成了广告招牌。

你救了一个人，后面有一批人。

人不怕不出名，怕没水平。

若是真有水平，像老姜先生，国外友人也找过来。

这真是富在乡村有远亲啊！

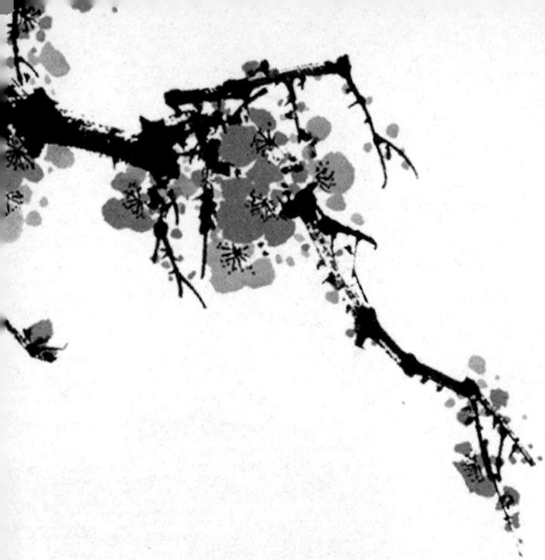

22.

脂肪瘤与肥胖

李飞很高兴，中医原来可以这么学。

只要你喜欢，你就能学好。

没有任何花拳绣腿，都是实战出来的经验。

大雄笑笑说，我资质这么低，而且没什么文化，居然也能帮到大家。

一个脂肪瘤的大叔，肚子长了三个鸡蛋大的瘤子。

他想去做手术。

茶叶店老板跟他说，要不你先找大雄看看。

一个人医运好了，新手可能胜过老师父。

大家都以为大雄是误打误撞，医运好，其实他是得了老姜先生的部分传承。

老姜先生治伤科，必定是用药加练功，两个轮子一起转。

看到大叔的脂肪瘤，身体肥肿，包块硬邦邦。

大雄就想到硬肿加三棱。

于是毫不犹豫地开出了处方。

党参 30 克，苍术 20 克，茯苓 30 克，生甘草 5 克，陈皮 15 克，三棱 30 克，老姜 30 克。10 剂。

李飞说，剂量这么大啊，大雄怎么一下子变大胆了？

大雄说，不是我大胆，是他身体肥胖，挺着大肚子，一个人顶两个，走路那肚皮晃啊晃的，像湖里的水波。

按照老姜先生所说，一肚子都是水，用茯苓、老姜各 30 克，一吃后小便就像溪水那样。

我想看看是不是真的那样。

结果第一剂，这大叔就排了比平常多一倍的尿水，排完后，他都想跳起来，身体轻松了。

然后我教他踢腿。

刚开始他只能踢二十厘米高，踢十来八下就气喘如牛。

等十天下来，踢个一米高，一百下都没问题了。

吃这药要配合饮食，不吃动物油，只吃植物油。

结果这大叔每天坚持锻炼加严格饮食，一个月下来减掉三十多斤，鸡蛋大的脂肪瘤，变成小弹珠那样大，快摸不到了。

整个家庭都特别开心。

既不多花钱，还不用受手术之苦，而且解决肥胖的问题，身体更年轻了。

他一下子买了五十斤的茶叶送给我，报答治病之恩。

我没有要，但他非要送给我，我就把这些茶叶送到古祠堂，给大家一起喝。

我觉得老姜先生这点经验，虽然一页纸不到，但是比五十、五百、五千斤茶也还要贵重，它的价值绝对不是用钱财能衡量的。

李飞惊讶地合不拢嘴。

在大城市里，脂肪瘤，尤其是多发性的，让很多病人和医生都头痛，想不到在老姜先生这里，居然是小儿科。

几个飞腿，加上素食和普通的药物，就把它们“剔出”体外。

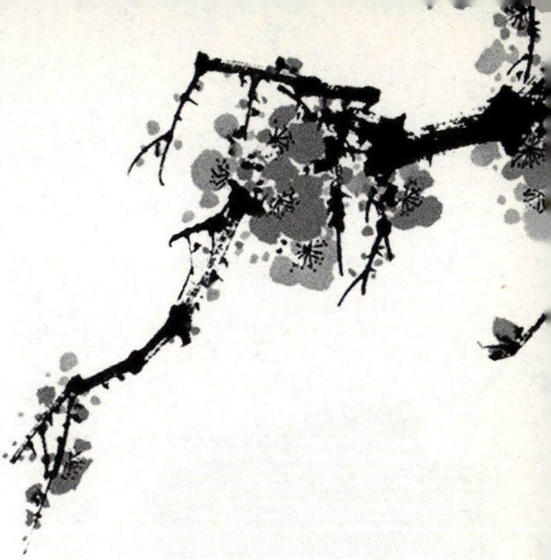

23.
胃出血

李飞对这老姜的治病经验越来越佩服了。

则简直可以说是中医界的秘宝，三下两招，就将病痛打跑，不是国宝是什么呢？

大雄说，后来有一个中学生，刷牙时经常牙龈出血。

这小伙子家里有钱，经常去烧烤，暴饮暴食。

后来得了胃出血，家里那么有钱，却养得面黄肌瘦。

在学校里，大家还以为这孩子是难民营里出来的，衣着那么光鲜，脸色却那么差劲。

他家里人曾一度因为孩子胃出血，让孩子辍学在家，把医生都请到家里，打针输液吃药，还在家里请了营养师。

治了大半年都没好。

我记得老姜先生讲过，病不能养，要用练。

就像疮痈一样，你越养就变成养痈了，养痈为患啊！

这小伙子的妈妈找到我，听说我误打误撞，治好了几个疑难怪病，也想试试运气。

我说我不会治病，只是偶然为之。

孩子的妈妈不相信，硬是要我出药，真是病急乱投医。

世界上什么人都有，我不想给人用药治病，别人却逼我出药。

李飞在旁边听了哈哈笑说，那后来怎么样？

后来呢……

大雄打了几下拳，又甩了几下飞腿。

这冲拳和踢腿，成了他的惯性动作。

大雄笑嘿嘿说，我想到《伤科秘诀》上出血用三七。

李飞说，人家胃出血，一般医生肯定也会想到三七。

大雄说，我叫他们抓四君子汤加陈皮。

野党参 10 克，炒白术 5 克，茯苓 5 克，炙甘草 5 克，陈皮 5 克。

用这汤煎水送服三七粉，每次 3 克。

结果才吃三天，牙齿不出血了，讲话有力。

我前后去过他家五次，每次都教他一个飞腿的动作。

我跟他讲，药可以治好病，但不能够让你身体强壮。

只有练功才可以增强抵抗力，强大身体。

他们一家人都相信这个理念，结果一家人都配合孩子练功。

全家人早上踢腿半小时，老爷爷为了让孙子身体好，也大老早起来软硬兼磨，拉着孙子练飞腿。

我记得有一句话，叫功夫不负有心人。

一个月后再去查，胃出血好了，刷牙也不出血了。

这小伙子重新返回学校，面色红润，身体长了四五斤。

家里人再也不敢让他暴饮暴食，去烧烤场吃香喝辣了，每天都陪他练功，结果期末考试成绩一下子窜上去。

身体好了，学习也好了。

以前是倒数的，现在是正数。

所以我感受到，药可以治病，练功可以改变命运。

李飞拍手称赞道，太妙了，脾主统血，就四君子汤加陈皮，就能让他牙龈血止，补气健脾，气能摄血。

而三七粉又有止血不留瘀之妙，内服三七粉，配合向外踢腿，身体自然越来越强壮。

四君语：昨天晚上，终于把秦老师所讲的课程学习完，一张碟片共三十二集，用了一个月的晚上听经闻法。

效果是什么？

每个人都可以坐如钟。

刚开始大家盘腿听讲，用客家话说像橄榄屁股，扭来扭去，这是没定力的表现。

没定力就没有智慧。

正如挑水，晃来晃去，晃到田里就没水了。

所以佛门威仪，就是坐如钟，行如风，卧如弓，站如松。

我们听课是身口意一次性训练的。

身要端正，腿要盘紧，口要止语，而意要清净。

《俞净意公遇灶神记》，如果总结成一句话，就是意净不染，君子有终。

我们对大厨鹏昱说，知道为什么你们一直都没成就，磕磕碰碰吗？

他们不知道。

一个人能容人，就能享人之福。

一个人能坚持做好一件事，就能得到大众的支持。

没有容人之量，不要说是读书人。

不能坚持做到底，不要说你读过圣贤书。

孟子讲，无恒产而有恒心者，唯士为能。

夫子讲，人而无恒，不可以当医生。

这个恒心是必需的。

坚持是必需的。

你们看，经过一个月的听经闻法，双盘半个小时就没问题了。

这就是共修团队的力量。

如果我们再严格一点，你们进步更快。

只是你们敢不敢接受这个挑战。

这个时代，人们不容易成就，或者说都是小成就，很难有大成就，原因出现在哪里？

没有每天极富有热情，全力以赴地做好一件事。

我们的座右铭是，好好学习，天天更新。

有学长反映说，每天更新这么大量的文字，有点消化不过来，能不能一周更新一次。

我们笑笑说，这个建议太好了。

你如果有这份知足之心，每天赚一千块一万块钱太多了，能不能一周或一个月赚一千块一万块钱。

能知足者，天不能贫。

能无求者，天不能贱。

能外其形骸者，天不能病。

能正直无私者，天不能死。

对美好的东西并不贪多，这是很有福气的表现。

鸟着深林，只取一枝。

鼹鼠饮河，只需果腹。

我们觉得像这些中医小说，内容不是最重要的，保持十年如一日地天天更新，笔更不辍，是最重要的。

有一位大德叫索达吉堪布。

他一生用八个字形容，日不缺讲，夜不乏译。

这八个字就是所有行业成就的关键。

县城有位朋友，他问我们，他的大孩子叫思宇，小孩子要起什么名好？

我们说，就叫思齐吧！

这是《论语》上见贤思齐的言语。

真正会读微信，会学中医的人，他不只是学这些知识，而是学名家的精神。

因为精神可以幻化出无量的知识。

而知识承载的精髓便是精神。

精神就是知识这块石头包裹下的纯金美玉。

现在，中医普及要走本土化和网络现代化。

用古籍民间老先生的经验，简验便廉的宝贝，是本土化。

而用小说，适合普罗大众阅读的方式，就是网络化。

这两个化结合在一起，新时代中医普及的人才，就会像有如泉涌般诞生。

但开风气不为师。

如果说我们这些文章只能令大家偶尔生病时得到些帮助，这样利益太小了。

不是我们想看到的结果。

我们想看到的是，因为我们坚持写《跟诊日记》，坚持拜访名医，坚持写《名医传》，坚持讲医学蒙学药性赋，坚持做早晚课，因这份坚持和热情，能够感染一大部分人也保持坚持和热情，融入中医普及，乃至国学普及的大潮中去。

所以每天我们更新三五千字，到现在这种习惯已经保持六年了。

所以你们看到我们出了几十部书，其实我们没出的书更多。

地面下的根须，远远比地面上的果实要多。

这是长时熏修的需要，收获只是附带品。

所以借用马云先生一句话。

就像冬天站立在雪地里，看谁能坚持到最后。

这不仅是意志的提升，更是精神的淬炼。

大家想一下，连网络文学界的那些大神们都那么积极坚持，我们国学界中医界，怎么能比他们还落后。

人家日更五七千字如等闲，而且一更就是三年五年。

我们日更三五千字算什么。

你看一个人每天讲话都不下三五千字，所以要把三五千字读下来，并非难事。

童话大王郑渊洁，为了让童话创作境界不断突破，便斩断一切俗务，躲到深山里创作了十年。

这就是大王是怎样炼成的。

药莲师父对我们讲过，每做一件事情，都要坚持三年。

她讲了这句话，也坚持做了，我想要把“三”字延伸到“十”字。

就是十年磨一剑。

由“十”字再延伸到“一”字。

就是一辈子每天都只做一件事。

不断地更新，你永远都不会老。

不断地更新，你就能鼓舞一大批的新人。

上乘的中医，不单单把病治好，而是行教化之医。

按《黄帝内经》，称为“夫上古圣人之教下也”。

凭借这股精神，能带动一批批具有这种精神的人才，那么中国摆脱疾病大国这顶帽子的时间就不远了。

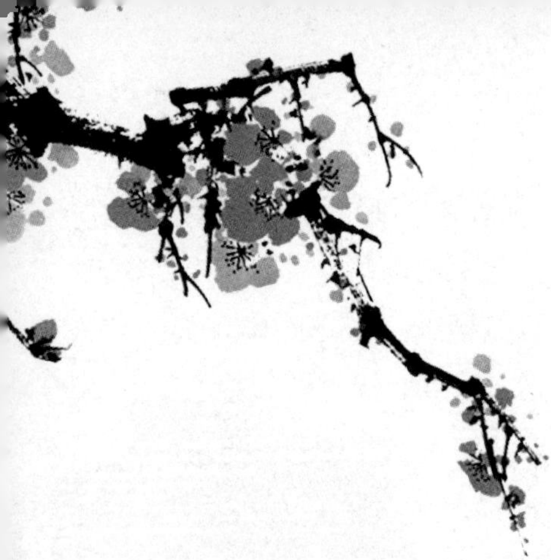

24. 小便不通利

李飞看大雄踢腿，踢得很洒脱，也身不由己地跟着踢了起来。

大雄说，这个叫连环双踢，说完展示了下踢和中踢。

向下踢到踝关节，中间踢到膝关节。

然后大雄又来一个连环三踢腿。

从连环双踢，再加一个上踢到髋关节。

大雄说，这个踢腿动作，可以扫荡尿路不通，下焦湿热。

李飞又是耳目一新，用动作来治病，这是古代的导引术，李飞在大学里选修各家学说时，听教授讲过。

今天居然看到这种传承。

大雄说，这《伤科秘诀》单用效果也非常好。

夏天天气热，有个建筑工人干活时被太阳暴晒，又忘了喝水，身体水少则火起。

他马上得了膀胱炎、尿道炎，小便涩痛难下。

吃了一些凉茶也没有利下来。

他本来有膀胱小结石的，腰一下子痛如刀割。

当时我就想到车前与泽泻，小便能通利。

于是在山边拔了一大把车前草，加了一把泽泻。

就煮水给他喝。

建筑工人们都很辛苦，他们从早干到晚，赚到的钱不多，所以有病都是忍着，没到大病重病，都不轻易去医院。

李飞说，难道整株新鲜的100克车前草，配合泽泻50克，就能治好吗？

大雄说，还差一点点。

他只喝了两碗，没什么动静，我就教他忍痛轻轻地蹬腿。

两边腿轮换地蹬，当作放松匀气血，引尿下行。

蹬了半小时，腰脚发热，尿就出来了。

李飞惊讶地竖起大拇指，大雄说，这还不是最让人惊喜的。

最让人惊喜是他尿水里排出小结石，在医院里再一拍片，尿路结石没了。

这工人高兴得合不拢嘴。

原本打算去做碎石手术的，现在不仅省了钱，更省了麻烦。

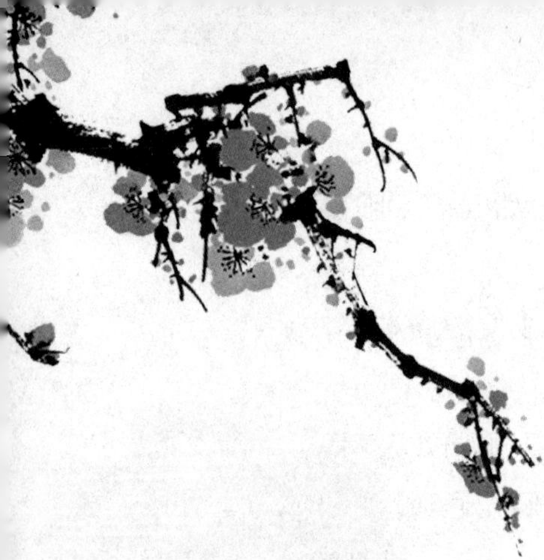

25.
三高与大便不通

李飞说，想不到，单用这药对效果也这么好。

大雄说，这学医，学以致用，越来越有兴趣，治好一个，我心中就乐。

李飞啊，你知不知道，因为这个工人病好后，把他的老板都惊动了。

这建筑商，常年在外面应酬，得了严重的三高。

经常发毒疮，心腹胀满，严重便秘，头晕。

当建筑商找到我时，讲这么多病，我摇头说，我不会治。

谁知建筑商哈哈笑说，你运气好，治好这么多，让我也沾沾你的运气吧！

我跟他讲，你要去大医院啊。

建筑商说，大医院能治好，我不会来找你了，你看，降压的，降脂的，降糖的，通便的，我每天吃的药，就像吃的饭一样，看到药就害怕。

然后我对他说，我只会通大便。

我当时想到《伤科秘诀》大黄、决明子，大便不干秘。

他的脸红得流油，脉又大又硬，肯定大小肠堵塞，所以心胸烦闷，脑壳晕沉。

我记得老姜先生说过，凡是各种疾病伴有大小便不通的，不要管它什么病名，你先通了大小便再说。

李飞哈哈笑说，这是《黄帝内经》上讲的，小大不利者，当治其标。

大雄点点头说，还是你有文化读的书多。

我就给他 15 克大黄，加 30 克决明子泡水喝。

然后教他连环三踢腿。

可这建筑商肚子太大，腿根本抬不起来，只能做到连环双踢。

每天踢五百下。

李飞问，怎么样呢？

大雄说，第一天就泻了三次。

他说，从来没有通便药能泻这么多的，关键是泻后非但不心慌气短，反而精神抖擞。

老姜先生曾经讲过，通便要靠泻药，但同时也要靠体力，你如果没有体力，泻药会伤正气。

而连环双踢三踢，就是在增强体力，反复地下踢，这建筑商就反复地放屁。

肚腹一通百病去，宿便不留万邪息。

后来他不用服药，天天五百踢，大便正常了，心胸也不闷。

我才相信老姜先生说的，靠药治好的病是一时的，靠练功治好的身体是一辈子的。

这建筑商后来一高兴，给我们古祠堂送来一份大礼。

重新帮古祠堂装修加固，据说投入了几十万，都是建筑商一个人自己掏钱。

他最后说了一句话，这样的医道传承，如果不保护起来，我们后代子孙病了，都只能不断地受罪。

老姜先生说，君之一念，已在万民。

正因为这样，你这身体从此能彻底脱离药物。

果然建筑商一改以前暴饮暴食的习惯，从此七分饱，清淡饮食，坚持练功，广行善事，从此彻底摆脱三高的药物。

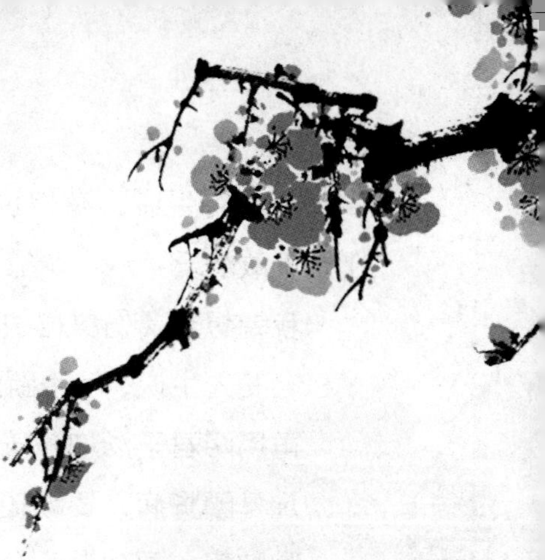

26.
肾炎尿血

据说马王堆出土的导引图，里面的每个动作都代表升降出入，调理某一种病势。

中国古代的导引之术，在当今焦虑的时代，已经渐渐埋藏在尘埃典籍里，被人所忘却。

今天除了用大开眼界四个字来形容，李飞找不到更恰当的词语了。

大雄说，药物和动作配合，是伤科古传承里的秘术。

现在人们医治病痛，只剩下药物，很少涉及动作导引。

不知道人体动摇则谷气得消，血脉流通，病不得生。

我见过一例肾炎尿血的病人，不知道吃了多少药，我根本不敢治，就引他去找老姜先生。

老姜先生说，有口诀，又有动作导引，但尽人事，有什么不敢治。

我就想到《伤科秘诀》上讲，尿血白茅根。

老姜先生说，就用新鲜的白茅根一两煎水，清热凉血。

再用四君子汤加陈皮，使脾土统血，血不下漏。

凡是腰脚病，要踢腿。

胸脘病，要冲拳。

颅脑病，要赤脚。

李飞听到这里脑洞大开，居然还有如此古怪的医嘱。

可细细一品味，里面的道行，承载的智慧，实在太深了。

这也是在别的地方总治不好的病，在这里却能迎刃而解的秘诀。

老姜先生已经不是在治病了，而是在强身健体。

他关注的不是疾病，而是健康。

健壮的身体，和康达通畅的血脉。

老姜先生常说。

自古神仙不出奇，积精累气以成真。

三十三天天外天，白云里头有神仙。

神仙只是凡人做，只怕凡人心不坚。

李飞问，可是病人虚弱，怎么踢腿？

大雄说，不愧是大学生，反应这么灵敏，我想讲的都让你先说了。

老姜先生说，慢补快泻，虚弱的人照样要活动，活动要幅度小、缓慢，不要过度用力，起到微动四肢温衣的效果，有助于药力运行。

再利用四君子汤加陈皮，健运脾胃，提供气血，然后你的脚踢到哪里，气血就运到哪里。

老姜先生讲，凡是气血能周流之处，断无生病之理。

这个慢性肾炎尿血的病患，折腾两三年治不好，老姜先生三个月就治好了。

老姜先生说，只要不是必死之症，身体尚有一丝康复生机，我们就有办法让他好过来。

李飞问，如果是实证呢?

大雄笑笑说，那就快意地用飞腿吧!

在姜谷里，那些咽炎、食管炎、胃炎、口臭，火气上攻的疾病，他们统统都用向下的踢腿动作。

老姜先生说，不用吃药能治好病，为何要受那药苦。

那些到处想找药吃的人，大都是懒人，不热爱锻炼身体。

四君语：《四君子》这部中医小说能够顺利完成，也是众缘和合。

缘起是采访 J 医生。

期间配合了难病奇方系列丛书。

在此套丛书中，我们得到重要启发。

记得在中医学院读大三时，就买了这套丛书，一共有十本。

像补中益气汤就一本，逍遥散就一本，桂枝汤就一本，肾气丸又一本，血府逐瘀汤也一本。

这些善知识们集中精力，专弘一个汤方，但一个汤方就变化无穷。

以前我们以为这些都是偏书，所以十年间很少去翻动它。

搞得十部书冰藏在书柜角落，尘封已久。

重新打开，居然还是像新书那样。

如果不是写小说的需要，不是拜访了J医生，我们不会如此重视单个汤方的修为。

《心相篇》上讲，尊崇师父，定产贤郎。

以前一念认为，现代出版的书不如古书，所以少去看。

结果这些书的福，你就想不到，而现在转念一想，不管古书今书，皆有益处。

打开来重新阅读，发现受益匪浅。

所以一个人得不到这书的好处，都是先入为主，认为它价值不足。

当我们重新打开这书时，发现其中的加减变化，居然是我们走访那么多名医才得到的一点点。

据说葛洪是仙道医学的祖师级人物，他小时候就是一个务农的娃子。

这娃子有个特点，就是为人木讷，不尚荣华。

说白了，就是呆呆的，不多话。

但这农娃子有个特点，非常爱书，爱到什么程度?

他放完牛，劈完柴，就从山里跑到集市镇上去借书。

当时没有纸张和笔，他就多劈柴去换纸笔，只有一个目的，就是把书抄下来。

因为借来的书都是要还的。

葛洪就是这样去读书，借一本抄一本。

结果上至四书五经，诸子百家，下至方术地理，命卜农医，田耕水利，无所不涉及。

在他手中抄录的书，居然破万卷。

遂成博学之士，名震千古。

他编的《肘后备急方》就有青蒿治疟的记载，获诺贝尔奖的青蒿素，最初的研究就是从此书得到的启发。

可见古籍的价值，绝对不是几个诺贝尔奖能够比拟的。

见病不能治，皆因少读书。

创作少灵感，古籍读得少。

以葛洪静默木讷的个性，却有如此大番的成就。

今天做定课时讲到，愚鲁人，说话尖酸刻薄，既贫穷又损寿元。聪明子，语言木讷优容，享感康且膺封诰。

大厨问我们，怎么进一步精进修学？

我们就用这句话勉励大家。

在你还没有正知正见前，最好少说话多干活。

学医学葛洪，人家没书的时候，能够无比恭敬去抄书，所以有无比成就。

相反，现在很多聪明的人，条件非常好，但是没有用心恭敬典籍、师父，反而沦为平庸。

一个人如果不发起无上的恭敬，以及爱书、惜书之心，无论他读什么书，都是浮光掠影，并没有太多的实际意义。

当时葛洪就发了这样一个心。

希望所写的方书，让民众随手拿来就能救疾。

取一个救命之方，就像肘边拿东西一样简单。

就因为有此等发心，才有畅销千百年的奇书《肘后备急方》。

可见聪明的人，他要木讷一点。

就像《家运》所讲，富贵者，要守之以宽，聪明者，要守之以厚，有宽厚相守，富贵者更富贵，聪明者更聪明。

我们看到微信平台上反映，许多学长也拿起笔来抄录这些经验，拼命做笔记，这样学问就不会沦为纸上谈兵，必能现实受用。

抄录能够让愚鲁人变聪慧，不屑能够让聪慧者变愚鲁。

这其中都是名相学的秘诀。

所以教子聪明机巧，不如教子恭敬拙成。

这是巧智不如拙诚的经典写照。

葛洪就是以己治拙诚不断抄书的精神，而成就了千古名医的风范，在名医榜上实至名归。

大厨说，我记忆力不好怎么办？

记忆力不好有三招。

第一招就是一个抄字。

抄书能够令心清净，提升记性。

抄得越工整，脑瓜子越清晰。

第二招持五戒。

严格持五戒，不杀盗淫妄酒，断贪嗔痴慢疑。

第三招习劳利他。

习劳后身体气血足，灵活流动，脑子就灵光。

这三招掌握好了，你很快就能见贤思齐，走葛洪的路。

所以不怕你木讷，愚鲁，也不怕你浮躁散乱，就怕你不肯按这三招来做。

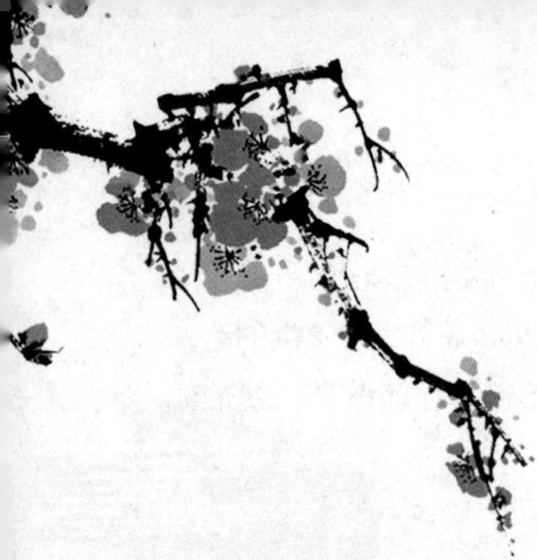

27.

背伤与引药

兵无向导不达贼境。

药无引使不至病所。

大雄又来了一个连环三踢腿，再加几个日字冲拳。

李飞看得心都痒痒，情不自禁动起来，在一个有能量的人身边，你自然受到感染，变得乐于活动锻炼。

善知识太重要了，和懒动的人在一起，你会更懒动，和勤快的人在一起，你会更勤快。

大雄说，引经药非常重要。

李飞问，何以见得？

大雄说，一个老农挑担过重，造成背伤久不愈，不知道用了多少药酒，也不知道吃了多少活血化瘀药，背伤都没有彻底好。

李飞笑着说，那大雄师兄是不是你又想到背伤用姜黄这句口诀？

大雄笑哈哈说，是啊！我用：

党参 15 克，炒白术 10 克，茯苓 15 克，炙甘草 5 克，陈皮 5 克，老姜 20 克，姜黄 10 克。7 剂。

老姜先生讲过，背伤久不愈，是脾胃气虚，化生的血气不能供养到背阔肌去，肌肉的血气供养不足，修复就会缓慢。

用四君子汤这个能量方，把脾胃气血鼓动起来，借助姜黄引到背上去。

李飞拍手称妙。

大雄说，这还不够，这样用药只能好一半。

李飞惊讶地问，那还有哪地方缺乏呢？

大雄说，引药到背效果最好的不是姜黄，而是直接拍打撞击背部。

我就叫老人家的儿媳妇帮他捶背。

7 剂药下来，背伤就好了。

李飞再次称赞道，太妙了！药物到不了，或到不彻底的地方，用拍打撞击，可以让那里松通。

这样气血通畅，局部就不痛了。

此等疗法，真是大开眼界，谁能够想到药物和运动配合，居然产生如此神奇的效果。

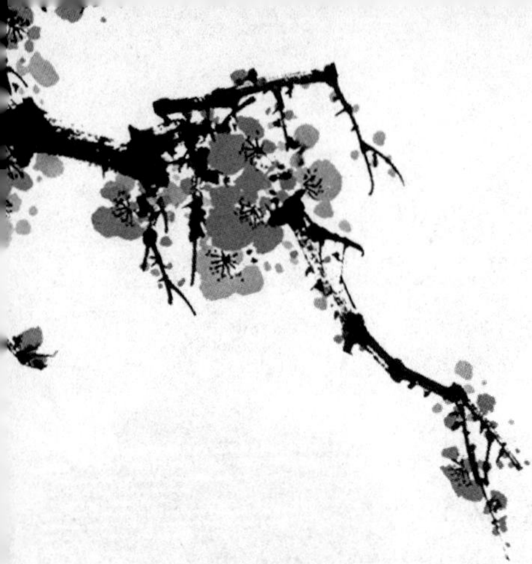

28.
颈椎病与葵花向阳

大雄说，现在得颈椎病的人太多。

老姜先生不屑治颈椎病，因为太容易治了。

李飞露出惊讶的表情，颈椎病可是顽固的对手啊！在这里用太容易三个字，是不是有些轻敌？

大雄随后摇摇颈部，用脖子写米字。

笑笑说，颈椎病有两个重要原因：一个是疲劳过度，气血不上头；第二个是长期伏案，局部缺乏运动。

李飞点点头说，《黄帝内经》讲，不荣则痛，不通则痛。

很符合这个道理，疲劳过度即使缺乏气血，长期伏案不动，会导致局部不通。

大雄说，我治过一例最得意的颈伤，病人得颈椎病七年了。

医院检查说是颈椎增生，压迫神经。

可是用敷药、牵引，都没有根除问题。

老姜先生说过，西方医学认为，身体的脏腑问题是脊柱侧弯变形导致的。

这有一定道理，但如果精气神饱满，脊柱怎么会侧弯变形？

外形斜歪，都是内气不足。

内气充满，如向日葵见阳光，花秆子必笔直精神。

内气不满，花秆子必定弯曲垂落。

李飞脑瓜子一亮说，这叫垂头丧气。

大雄哈哈笑说，垂头是因为丧气了，所以气补够，脾胃调好，头就不会垂下来，局部就不会压迫侧弯歪斜。

随后，大雄做了一个仰天开胸的动作，整个头颈就像向日葵在吸纳阳光一样。

李飞问，这是什么动作呢？

大雄哈哈笑说，这叫葵花采阳。

世界上最聪明的植物是向日葵，它的头总向着阳光。

向阳花木早逢春。

我现在想不明白贵为万物之灵的人，怎么见了阳光就躲，像老鼠见猫，没有阳光腰杆子怎么会笔直，头颈怎么会中正。

大雄说，这病人的颈椎病，一劳累就加重。

我知道是劳则气耗，劳倦伤脾，我就用了这几味药。

党参 20 克，炒白术 15 克，茯苓 30 克，炙甘草 5 克，陈皮 5 克，老姜 30 克，葛根 30 克。7 剂。

李飞说，这就是《伤科秘诀》上颈伤用葛根吧。

大雄哈哈笑说，正是此意，我想用四君子汤健脾，借助老姜和葛根，把阳气升到头颈去，然后再教他练葵花采阳（昂首挺胸）的动作，对着太阳练，效果更好，浑身暖洋洋。

李飞问，那结果呢？

大雄说，结果好得很。他吃完这药，加上这葵花采阳的功法，一个喷嚏都不用打，脑袋整天都清爽，不再昏沉打盹。

后来他的颈椎病好了后，又给我介绍了几十个病友，无一例外，我都用这方法，居然全都有效。

老姜先生讲，效果有无，全看辨证用药，根除彻底，尽凭练功导引。

李飞听后如醍醐灌顶，医学大门似乎一下子被打开来。

他跟着大雄做了一下葵花采阳的动作，觉得疲劳感顿消，单纯这动作就能好一半颈椎病，加上补气健脾的汤药，能量一充满，何患病不祛。

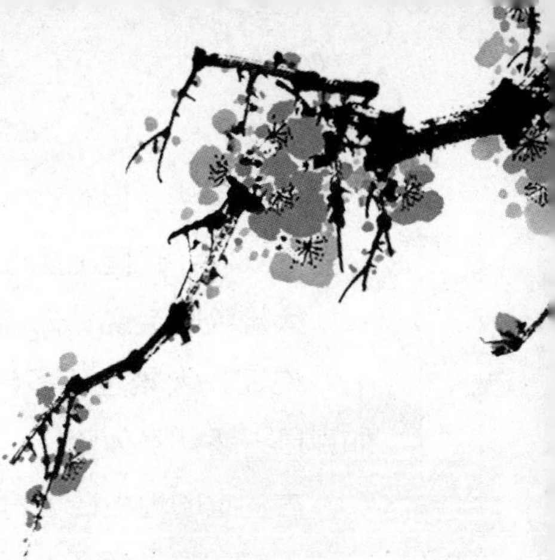

29.

车祸后遗症与旋风钻地腿

李飞不得不重新审视引经药的价值。

居然用这么平常的四君子汤，稍微变化一下引经药，就能医治不同部位的病伤。

大雄随后又踢了几下脚，这几下脚，有点奇特。

每下脚凌空踢后，都使劲往地下跺，地板发出嘣嘣的声音。

凌空踢是升清阳。

往下跺是降浊阴。

一个完美的腿法，居然饱含中医精髓，升降出入。

李飞问，这是什么腿法？

大雄哈哈笑说，这腿法就叫旋风钻地，好像北风呼呼钻到地底里头，但有空隙，无孔不入。

李飞问，这腿法能做什么用？

大雄哈哈笑说，你自己多练几下看看。

说完，大雄也不多讲，讲论不如实践，千种描述，不如自己一番切身体验。

古祠堂的地板砖上再次发出砰砰的声音。

一前一后，两个人影，在练着旋风钻地的腿法。

李飞边练边想，风不是往天空吹吗，怎么会钻到地里去？

他突然想到春夏季节放风筝，很快腾空而去，这叫风往上行。

而秋冬季节放风筝，却老往底下掉，不容易飞起来。

尤其是起北风时，风是从上往下刮的。

西北主降收啊！

李飞豁然开朗，我明白了，我明白了，每跺一下，脑瓜子就清爽，这应该是非常疏肝降气的腿法。

但凡震怒后，脑溢血、脑梗死，面红目赤，心烦气躁，都可以用这腿法。

大雄点点头说，不愧是大学生，真聪明。

李飞再次体验到这一踢一跺，一下子把瘀血都往地下跺。

这人生气后，叫捶胸顿足，这是在自救啊！

捶胸就能疏肝。

顿足就能降气，引瘀血下行。

而这个旋风钻地腿法，明显把上亢的气滞血瘀，引到脚下排泄掉。

这真是武术导引里无比精妙的一招。

大雄接着说，一个小伙子开摩托车，居然敢开飞车，在富镇的三岔路口撞到电线杆上，整个人头破血流，立刻不省人事。

十个车祸九个快。

后来经过抢救后留下了后遗症，经常脑痛，记忆力丢掉一半，整个人昏昏沉沉，无所事事。

大家都把他当作废人看待了。

这小伙子的家人找到大雄。

大雄说，这么重的病我不会治啊！

可这家人死活不相信，大雄误打误撞救了那么多人，已经在富镇里小有名气。

大雄说，那就试试看吧，我就想到《伤科秘诀》上讲，头上加川芎、白芷，羌活宜。于是我开出：

党参 20 克，炒白术 15 克，茯苓 20 克，炙甘草 5 克，陈皮 5 克，老姜 30 克，川芎 10 克，白芷 10 克，羌活 10 克。

这川芎、白芷、羌活，是老姜先生最常用的头三药。

羌活从后背太阳经把精气引上头脑。

川芎从侧面少阳经把气血引上头颅。

白芷从前面阳明经把水谷精微引上头面。

三味药全面将精气神引上颅脑，堪称三花聚顶。

白云朝顶上。

这样四君子汤被陈皮、老姜一炼化，产生的能量，再经过尖刀组合头三药，羌活、川芎、白芷，一下子把气血津液统统输送到大脑。

李飞目瞪口呆，还有这么强悍的配伍。

大雄师兄解这汤方，居然像海陆空全体作战，全军部队总动员一样。

真是用药如用兵啊！

把脾胃气血，集中动员去修复脑窍。

这等气势和思路，真让人叹服不已。

如果不是内行人，很难看出这汤方的神妙之处。

大雄说，这还不够，在古伤科传承里，汤方永远只占一半的功劳。

炼兵才是王道！

然后我教他旋风钻地腿法。

刚开始练得他气喘吁吁，大汗淋漓。

但不怕，有这汤药大补能量，才半个多月，他脑瓜就不痛了，也不流鼻水，记忆力逐渐恢复。

一扫撞伤后呆傻颓废之气，三个月简直脱胎换骨，换了一个人。

李飞听完后，充满了敬佩。

想不到医武同源，医武配合，居然有这等疗效。

你试想，谁不会辨证论治，谁不会开通窍活血汤，但是又有谁能领悟到靠练武强身来提升药物疗效呢？

老姜先生说，身体彪悍，卫气充满，康复得快。

而练武强身，就是提升彪悍卫气最快速的方法。

四君语：四君子汤能够横空出世，也是这时代的需要。

J 医生用培土的方法，配合刮痧，能够扫荡绝大多数慢性病和疑难病。

也说明这时代人脾伤得厉害，又不爱运动锻炼。

结果就要医生来刮痧、按摩，为之代劳。

J 医生说，在我眼中就只有两个病，阴阳寒热。

我们问，如果再说具体一点呢？

J 医生说，那就是吃的和做的。

吃方面做调整，做方面做修正，都是在断病根。

关于该怎么吃，J 医生认为，怎么吃饭比怎么吃药更重要。

怎么吃可以分六方面。

第一食物的性质。

五谷杂粮占多数，粗粮容易被人体消化排泄，不容易留在体内，产生毒素。

按 J 医生的说法，就是易进易出的食物最好。

第二吃饭的时间。

早餐吃好，中餐吃饱，晚餐吃少。

晚餐吃少你就容易睡着，吃撑胀了，在床上就容易翻来覆去。

没有良好睡眠质量的保障，所吃的营养就很难彻底变为能量。

第三吃饭的心。

专心致志地咀嚼，觉知当下，吃完后胃很舒服，边吃边讲话，边看电视，气血不集中在胃里，就容易胃溃疡、胃下垂，消化不良、胸闷。

吃饭也是一种修行，修的是专一。

那些得胃溃疡或慢性胃炎的人，他们大都有这样一个现象。

吃饭时间经常被打乱，或者着急不安。

中医叫肝胃在打架，肝胃不和。

第四做菜的方法。

清蒸煮的占多数，煎炸烤的占少数。

少油少盐的清淡蒸煮方法，是最营养最好消化的。

绝大多数咽炎胃炎胆囊炎，都可以通过清淡蒸煮的食物来控制病情。

第五吃饭的分量。

不管再好吃，都不要贪多。

贪欲纵如芝麻许，竟引痛苦无边际。

贪吃的果报就是胀满堵塞愚痴，焦虑着急。

所以长寿老人大都有这个特点，好吃不多吃。

第六用功法来炼化饮食。

这点至关重要。

所有药物上的瓶颈，都可以通过功法来突破。

所以古人把饭后百步走和睡前一盆汤，看成是延年益寿的两种修法。

关爱老人，做好吃的，不如吃完后带老人出去散步。

上次办一日禅班，有位学长平时缺乏运动，半夜醒来口渴喝了点凉水，第二天就肚子痛。

我们问他，你脾胃不好，也知道凉水不能多喝啊？凉水需要脾胃大量的热量去温化，本身体寒之人，凉水一进，免疫力就下降。

他苦笑着说，我也知道不好，可是懒得去再弄热水。

大家看，人能量不足了，连下床煮热水的动力都没有，这就是一勤一切勤，一懒一切懒的道理。

你越是练功有能量，身体就越壮，你越是懒动，一口冷水都消化不了，身体就越差，免疫力就越低下。

J 医生讲，这六点都是使用四君子汤的说明书。

四君子汤用得不够好，往往在这六点出了问题。

如果这六点做得好，不管阴阳气血伤，四君子汤都能够转动脾胃，迅速让身体自动疗伤。

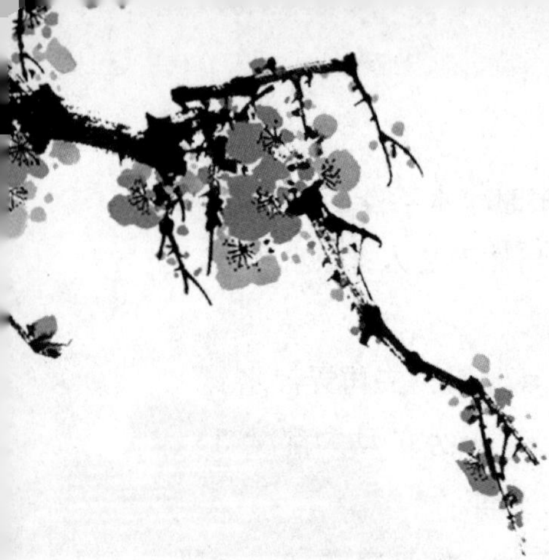

30.
胸痹打呼噜与打水功

练了几下旋风钻地腿，李飞觉得这腿法运动量真不小，不禁气喘吁吁，面红流汗。

大雄说，小力为补，中力为通，大力为泻。

李飞茅塞顿开，原来一个运动也有补通泻之别。

一个腿法，都可以调人体虚实寒热，这一招通了，那岂不是一招鲜吃遍天。

大雄看李飞汗出如豆。

笑笑说，你很有文化，但是体质很差。

李飞一下子无语。

他在学校都是被老师表扬，同学羡慕，想不到在这小小的山村里，居然被一个没什么文化的汉子笑话，而且还笑得他没法反驳，事实摆在眼前，人家是由羸弱转为雄强，连乙型肝炎都好过来了。

而自己却是由当初考上大学时的雄壮和意气英发，到现在四年多埋首于书本，疏忽了锻炼身体，因此体力不续，身体渐弱。

大雄说，这是懒惰了。

李飞有点不服，在学校他起得比鸡早，睡得比狗晚，有谁敢说他懒惰。

只见大雄笑笑说，你是勤奋于读书，搞学问，却懒惰于锻炼身体。

李飞听后，不觉苦笑。这次他彻底无语了。

大雄说，邻村有一个农场主，喜欢喝酒，痰很多，经常胸中痛，严重的时候，呼吸暂停，危在旦夕，治了五六年都没有治好。

李飞说，是不是痰多胸痹啊？

大雄说，我不知道什么叫胸痹，只知道他自从当上农场主后，干什么都雇人，连几百米的地方也不愿意走路，要开车去。

表面上以为很风光，能够使唤一切，实际上很痛伤，身体得不到磨炼，营养消化不了，就变为痰饮气滞。

农场主经常晚上睡觉呼噜声如雷，时常呼吸暂停，家里人都担惊受怕。

李飞一寻思，难道这也有得治，如果能够把这打呼噜，呼吸暂停治好，单纯凭这绝技，你在大城市里，都能够打出一番天地，因为这样的病人太多了。

大雄说，我看他久病体虚，走路都喘气，但是痰又多，胸又堵，我就想到《伤科秘诀》上讲：胸中加枳壳，郁金瓜蒌皮。只给他开了：

党参20克，苍术15克，茯苓30克，炙甘草5克，陈皮5克，老姜30克，枳壳20克，郁金20克，全瓜蒌50克。

李飞惊讶道，全瓜蒌居然用到50克。

大雄说，50克也不多啊，碰到严重胸痹，老姜先生80克、100克都用，还说瓜蒌这味药能够洗涤胸膈中的痰水。

李飞想，这么妙，这个经验可好了。

大雄说，经验都是好的，但有人用不好，有人用得好，全在于用经验的人。

我知道这个方子开过去，他痰会减少，气会顺一些，毕竟有破胸锤的枳壳，有解郁的金品郁金，有洗涤胸膈中痰水的瓜蒌，还有直接治生痰之源的脾胃四君子汤。

可是这些还不够。

李飞问，辨证用药这么精准，标本兼施，难道还不够？

大雄说，这农场主很霸气，只想喝药，不想练功。

结果吃了这药，七天痰减少，呼吸顺畅，但打呼噜还是没有完全治好，时不时胸中还有隐隐痹痛，虽然已经大为减轻，但仍未根除。

后来这农场主又找到我，我跟他说，药尽功，人不尽功，前功尽弃。

他问我要怎么尽功？

我跟他说，练打水功，天天在农场的古井里，打三百桶水，不打到手酸手麻，就不放手。

以前这农场主浇菜的水，全部都是用电力抽水泵抽上来的，现在农场主自己每天赤膊打，忙得不亦乐乎。

他居然越打越开心，刚开始打水时气喘如牛，吐得满地都是痰，现在越打气越足，手劲越大，一下子恢复了年轻力壮。

这些药物的功效好像一下子被提升了十倍百倍。

大雄笑笑说，我做一个比喻，就像茶杯有垢，用水是冲不干净的，洗洁精也冲它不干净。

而你如果用水后，再用抹布和手劲，把那杯子一抹一刮，干净得不得了。

所以，祛痰一要凭药物，二要借助运动，没有运动鼓舞的药物，一成功效都发挥不到。

有运动去鼓动的药物，十倍百倍的功效都能够发挥出来。

李飞再次惊讶地合不拢嘴，居然有这样既用药也用功的功药结合，所向披靡。

大雄说，两个月下来，他就没有再打呼噜了，减掉了二十多斤，身体好得像武打明星。

而这个打井水的运动又被大雄称之为打水功。

31.
抑郁症

李飞练得脚也酸了，手也没力了，真想找个地方坐一下。

人懒了，不爱运动了，屁股就到处找凳子。

而李飞看大雄，只见得他越练越勇，不仅不显丝毫疲态，反而游刃有余，气息绵绵。

李飞暗中立志，一定要锻炼好身体，否则成也这身体，败也这身体。

自己才刚进去社会，身体不行被别人羞辱，将来还有什么本事去继承中医、发展中医，实现抱负呢？

身体是革命的本钱，这句话谈一万年都是常新的。

大雄嘿嘿笑说，我刚开始踢腿也是没踢两下就扛不住。

老姜先生说，不是身体扛不住，是念头太多，念头专一，水拧成一条线可以洞穿钢板，念头散乱，东烧一把，西烧一把，即便森林大火，也煮不熟米饭。

自古奇迹都是从专一里而来。

因此，我愈加专心踢腿，从一天两百三百，到一天踢到两千三千，如此渐入佳境，好像一天不踢，都觉得腿痒不舒服，现在越踢越壮，我才知道老姜先生讲的话完全没有骗人。

李飞豁然开朗，念头多的输给念头少的，念头少的输给念头专一的，最后念头专一的却输给那些没念头忘我的。

这样的医道，那可不是简单地医治小病小痛，简直是在变易命运，脱胎换骨，重新做人。

李飞说，男的还好，如果女的，难道你也教他踢腿练功吗？

大雄哈哈笑说，男女有别，女的也可以练功。

李飞说，会不会练成女汉子？

大雄说，有一个富家女，得了抑郁症，乳腺增生，面色萎黄，天天茶饭不思，检查既是贫血，又是慢性浅表性胃炎。

既有炎症，又有贫血，吃消炎药血会消耗得更少，服用补药又怕加重炎症，虚不受补。

这富商家里的人没有不担忧的，不知道吃了多少医生的药，他们都是到珠三角大城市去找名医。

刚开始他们听说乡村里有赤脚医生，都不屑一顾，以为找没文化的医生是屈尊下跪，必须要看挂号费很贵的。

可是几年也没治好。

最后这富家女连门都不想出了，整天关在房子里。

李飞一下子想到当今时代的都市隐者，或者宅男宅女们，或者蜗居在火柴盒房子里的青年们，他们哪个没有肝郁，哪个没有气滞，哪个真正食欲旺盛，哪个能逍遥快活？

即便是用极品的解郁药，也没办法将郁闷清扫。

大雄说，郁闷一日不扫，就像闭门留寇，非常危险。

长期久郁，耗伤正气，百病丛生。

李飞脑瓜子一亮，怎么大雄举的这些案例都是时代病，常见病，疑难病，慢性病。

都是困扰当今时代人身心的重要问题，都是悬在健康眉间上的那把利剑。

大雄说，我当时第一次见到这么病怏怏的女孩子，真的是林黛玉再来。

唉声叹气，抑郁寡欢，脸上一张面具，没有半点血色。

这富商家确实已经在外面找遍名医了，没办法，只要有一根救命稻草都死命抓住，听说大雄医运挺好，误打误撞，解决了镇上好几十例疑难怪病，都成了富镇里的新闻人物。

大雄说，我第一下就想到《伤科秘诀》上讲：

胁痛用柴胡，木香能顺气。

这富家女刚来就反映胸胁痛，吃不下饭。

我就专抓住这两个主症，开了这个汤方。

党参 20 克，炒白术 15 克，茯苓 15 克，炙甘草 5 克，陈皮 8 克，老姜 30 克，柴胡 10 克，木香 20 克。7 剂。

富商一看，药这么少，而且又这么便宜，几块钱一剂，他就有点不乐意，意思是我女儿千金之体，就吃这么便宜的药，难道你不能开出多一点钱的药吗？

大雄看出他的心思，便说，有志之师不在多，无志之师如乌合之众，虽多无益。

这下富商才有点服气。

大雄说，凡是中焦郁滞，都要从旁边疏导，这是老姜先生经典的教言。

李飞说，这柴胡、木香已经很漂亮了。

柴胡 3~5 克能升清阳，8~10 克能解郁，20~30 克能发表出汗治外感。

而木香 3~5 克能够解开补药滞腻，10~15 克能够健运脾胃，增强胃肠动力，20~30 克能够开脾滞，破土壅木塞，治疗郁闷板结。

一边柴胡解左关郁结，木香解右关郁结，双关郁解，何患肋痛厌食不去。

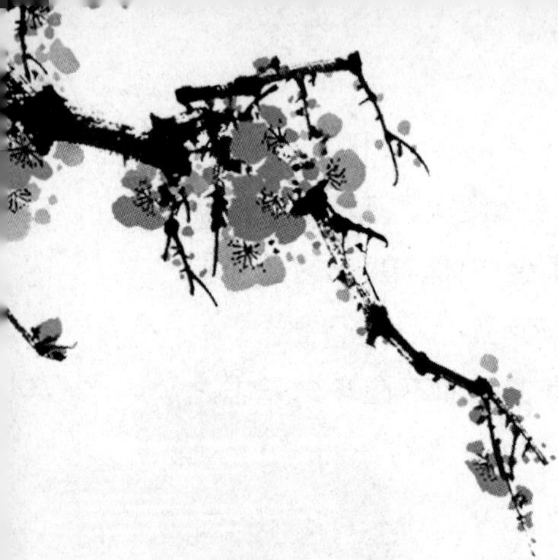

32.
劳动治郁法

大雄随后猛烈地拍掌。

李飞有点疑惑，怎么案例还没有讲完，就开始鼓掌了，鼓掌的人应该是我啊！

大雄说，这是拍掌功，你可以看《拍手健康治百病》这本书，在老姜先生书房里，就在东厢房，那古祠堂阅览室，就有好几本，我把这本书读了十遍，非常好。

老姜先生形象地比喻说，脏腑如水盆，四肢经脉如水沟，水沟理顺，水盆就不会闷，四肢拍通，五脏就不壅堵。

能够掌握这个方法，天底下基本上没有不可治的抑郁、乳腺增生或厌食。

李飞再次目瞪口呆，为何老姜先生有如此大口气，抑郁症在当今时代疾病谱上排进十大杀手行列，不知道折杀了多少英才俊杰，古往今来，所有医生都在这抑郁症上面费心费思，劳神耗气，往往用力多而收效少，常常在这里折戟沉沙，致使无限天才式的人物，精才艳艳的牛人，半途夭折，令人扼腕长叹。

有人皓首穷经，把黑发熬成了白丝，钻进故纸堆里，穷毕生之力，也没有找出破解抑郁之门的钥匙。

在这里李飞一直以为，郁闷乃情怀之病，草木无情，不能治有情之疾病，但是在老姜先生古祠堂里，好像豪气干云，对于这种情怀郁闷挡道的疾病，把他们扫掉赶跑，像是不费吹灰之力。

大雄说，我教他们拍手，可是这富家女疲累得手都不想动一下，我就想手都不动，这不是瘫痪吗？

身瘫不可怕，意瘫最可怕。

连活下去的意志力都没有了，只知道饭来张口，衣来伸手，这和植物人有什么区别？

于是我就叫他们去市场上买拨浪鼓。

李飞又是一惊，拨浪鼓难道能做药？

大雄说，这是药引子，小时候，我不爱吃饭时，奶奶拿拨浪鼓在旁边，拨一拨，摇一摇，咚咚的声音，我一下子就很开心，把饭吃了。

后来我学了中医才知道小孩子玩拨浪鼓，原来有非常深的医理，你不学中医，根本不知道里面的含义。

李飞问，究竟有什么奥秘？

大雄说，中国人要打仗前鼓舞士气，用的是鼓。

而要收战的时候，叫鸣金收兵，用的是金属。

也就是说木鼓能鼓动肝气，使勇气提升，胆汁就会分泌出来进去消化道，消化食物胃口就很好。

而金属声音，就代表肃杀，主收降，如果天天处在嘈杂闹市重金属的声音里，人就容易沮丧消沉低落。

想明白这个道理，我就叫这富家女不要住在闹市里了，住在靠山的农家小院。

让保姆给她弄拨浪鼓，自己不能拍手，就让保姆协助她拍。

谁知这个小建议，当天就刺激了她的胃口，加上药物，这富家女自己都知道饿想吃东西。

一个人知道饿，想吃东西，就是一件好事，这在治疗抑郁上已经赢了第一回。

老姜先生说过，抑郁症是缺乏木气，要多采木气，到山里去望望山，观观湖，拉拉柴，都能接收到天地间的木气。

同时，人手脚不动，气就会郁在脏腑，手脚一动，气就会流通出来，所以拍掌很快让她气血循环。

有道是懂鼓掌的人，都是能量强的人。

懂赞叹的人，都是福报足的人。

赞叹福生！

李飞问，那结果呢？

大雄说，结果不仅超乎我所料，也超乎富商整个家庭所料，更超乎你所料，富家女所料。

不到半个月，这富家女胃口大开，吃嘛嘛香，一下子重了十多斤，在山里跑上跑下，像小燕子一样。

后来她已经不用别人辅助拍掌，也不用拨浪鼓了，天天就在山上山下冲来冲去。

什么胆囊炎，乳腺增生，厌食症，抑郁症，一检查全没了。

李飞再次惊呆，以前听说一方能治百病，不相信。

现在就有这样的例子，不容得人不信。

大雄你实在太厉害了！

大雄不禁谦虚地说，这也不是我个人想的。

老姜先生常说，一个人不爱运动，病就会找上门来，没有哪个长寿健康者是懒汉。

这都成为我们古祠堂的座右铭了。

所以解郁不在药，在于劳动。

身体不动则脾滞，脾滞则水谷难入，水谷难入则形销骨立，抱怨抑郁。

老姜先生给我们讲，清朝一位名医叫肖文鉴，他创造性地提出了劳作治郁的理论，而且还帮助大量疑难病人度过病苦关。

这些疾病大都是到处求医无门，这位文鉴医生从不墨守成规，丸散膏丹，刮痧按摩，随心所欲，有时还用五谷杂粮，青菜汁液疗愈疾病。

有时居然一概不用，仅教以动作，如五禽戏、八段锦，经他手中治疗的慢性病，没有不获得生机的。

当时就有一个富家女，常年郁闷，胸肋胀，饭吃不下，唉声叹气，未老先衰，家里人带她到处求医问药，多年无效，渐至形销骨立。

直到找到文鉴医生，文鉴医生嘱咐这病人的家属，给这富家女找一两个伙伴，天天带她到田园去割草抱草，每天要抱两遍。

刚开始富家女不耐烦，但是医嘱如军令，不得不从。

况且也没有其他路了，加上有伙伴陪着，做久后就习以为常。

这样经过三个月，配合健脾疏肝的药物，富家女居然身体强壮，面色生光。

多年的月经量少，甚至时常几个月不来月经的疾病也痊愈了。

李飞竖起两个大拇指说，虽说情怀之病，草木无能，但有此劳作治愈，能够移情易性，转移注意就是转移气机，转移气机就是转移命运。

这真是运动疗法的典范啊！

大雄摇摇头说，不全对，老姜先生经常强调，运动疗法和练功疗法有所不同，运动员未必真健康，运动过度或者运动不得法，都会出问题，关键是要练功。

外练筋骨皮，内练一口气。

四君语：现在，网上有几十位全国各地的学长，都想到山里来历练，有的是想学点中医，有的是想调好身体。

他们有中医爱好者，有医生，有学生，有伤精病人，还有一部分热心做义工的。

昨天我们对大厨、鹏昱讲，你们要好好珍惜，要做好榜样，你们是第二批的学习者。

第一批学习者给你们做好榜样，你们第二批要给第三、第四批做好榜样。

在天底下的道场里，都缺乏义工。

但是我们中医普及学堂，最不缺的就是义工。

单纯网上一个编辑团队，就有几百人。

他们把我们早晚课任务一分出去，连渣都不剩。

一个人不管在哪里，只要真修实干，不怕不能心想事成。

很快就要到年关寒假了，镇上有不少学长或者孩子们想进山来练，但是交通不方便，希望我们到镇上去办班。

所以年底的时候，我们看有没有可能找一个古祠堂，就像老姜先生的古祠堂。

在那里做早晚课，平时照样创作不断。

早课就读诵经典长智慧，晚课就听经闻法，盘推静坐，加上练习武艺。

可以办个经武健身班。

这个念头才刚起来，就有一批父母想送孩子过来。

为什么要加上经武两个字？

因为没有兴趣，再加上枯燥地健身，孩子很难坚持下来。

所以，我们到时可以礼请咏春拳的教练，瑜伽的高手，在镇上古祠堂里教导大家经武健身法，既增强体魄，也破除疾病。

现在家长都头痛孩子沉迷于手机，懒惰不上进，这些问题如果能解决，父母们肯定拍手赞好。

所以，如果真能解决孩子读书和老人健康的问题，他在这个时代必定是人中之尊。

没有人不礼拜敬仰的。

所以，你们在书院学堂里练什么呢？

就是练这个至尊，就是练这个人中之尊。

这个时代条件太好了，不需要去担忧衣食住行，可以自读书锻炼身体，没有哪个时代有我们这个时代这么丰厚的条件，但是为何我们这个时代真正的大家却少呢？

因为凡事都有阴阳两面，这时代虽然提供很多便利，但是诱惑也很多，很容易沉迷，拿最简单的看电视来说，一个看电视的孩子和不看电视的孩子，在二十岁以前完全是两种精神。

沉迷电视的，懒洋洋像病夫，什么事情都不愿意动。

在电视机旁，就像一个木桩一样。

而一个远离电视的人，精气神不会耗损得厉害，充满了积极和干劲。

做什么事情都容易成。

这大概就是《阴符经》上所讲，绝利一源，用师百倍。

现在不是很多学长都关心戒病所的设计吗？

戒病所就像科学家的实验室，武术家的练兵场，仙道家的禅房宫殿，里面必定有很多高人一等的法则法规或习惯气场。

凭借这些法则法规和习惯气场，可以把普通的人养得相当强悍，可以把愚钝的人练得非常灵敏。

一个人没有恶习，他是不可能轻易得病的。

所以戒病所是在果位上的一种说法，真正因地上的讲法是戒恶习场。

你在这样的场能里，恶习自然会减少。

像大道场大丛林，或者大军队里，非常规矩有序的生活，精兵强将马上练就出来，有规矩原则，才有方圆，才有器材啊！

就像在制作盆碗的窑洞里，因为有规矩才能够把烂泥练成精美的陶瓷。

至于练习的法和布局安排，都是非常讲究的。

像现代人，你让他白天抽出时间，刻意去锻炼很难，因为要工作，要带孩子，要做生意。

但是很多人晚上饭后七点到九点都有时间。

利用这点时间来做点有意义的事情，并且坚持三两个月，你的气场命运，都会翻天覆地改变。

这不是我们讲的，是哈佛大学研究出来的一条黄金规律。

这条黄金规律，可以铸炼出高级人才，他们认为人的差别在于业余时间，尤其是晚上七点到九点，你如果养成阅读习惯，或者练功的生活方式，或者和善知识一起聚会，互相学习互相交流，只要每天有这一两个小时，长此以往，那种悲催郁闷多病的生存轨迹，就会彻底换掉。

国外最高的智囊团一致这样认为，而且都这样做。

所以戒病所的第一关是如何利用闲余时间。

一个人能把闲余时间利用得淋漓尽致，他这个人就成功了。

其实哈佛这个理论，我们中国几千年前就有，西方国家近年来才发现研究出来。但是中国的古丛林，却千百年都这样做。

原来古丛林有五堂课。

其中一堂课就是晚上要打坐，固定要有一炷两炷或三炷香时间，古人称之为慧命香，又叫腿子功夫。

其实也是心性功夫，坐得久绝对是心性功夫高，心性功夫不高，你绝对坐不久。

这个时间段，古人叫什么？

叫人定，早上叫鸡鸣，中午叫日中，傍晚叫黄昏，将要入夜叫人定，也就是说这个时候心要定下来，像定海神针一样。

你不定，一整天付出的能量气血，就没有一个收归处，就像只赚钱，却没有存钱一样。

所以，我们就连晚上听课也在盘腿。

这样智慧与身体齐飞，心性与气血并长。

这种修法非常凶猛，短短几个星期，可以让胖子减肥，让瘦人增重，让失眠消失，让痛风革除，让血糖下降。

所以，真正的戒病所，应该是老少咸宜，应该是三根普被的，不管是什么样的人，你只要想身体好，想读书好，想命运好，在这里都可以所愿皆成，堪称有求必应。

但前提是你要守这里的规矩，要吃得了苦，不要踢两下腿就喊累，坐个一小时半个小时，就皱眉苦脸喊不行，这不行那不行，这人生不就彻底完蛋了。

所以有学长问，今年寒假班能否提前报名啊？

我们准备把方向略微转移到镇上去，为什么呢？

因为一个好的理念，如果当地人都没有受益，希望传更远是现实的。

所以在这里，有两点。

一点是要找一个古祠堂，晚上可以练功站桩打太极的地方，可以容纳三五十人。

像一个演武厅，练兵场，让孩子们在这里淬炼身体，每天坚持晚上七点到九点的磨炼。

一方面从手机或电视中拔出来，另一方面把耗在手机和电视上的能量，都炼进脏腑骨节里。

一边就是迷手机电脑，神疲乏力。

一边就是雄赳赳气昂昂，练功踢腿，站桩打坐，精神抖擞，气宇轩昂。

这样两种命运，你选择哪种呢？

你完全有选择的能力，你选择什么就有什么。

懂得规矩法则的人，用四个字来形容他就是心想事成。

这是第一，第二就是招生的问题，当然是面向揭西。

对于远方的朋友，你们只管在网上或微信上观战，看一下这戒病所的威力，看一下这练身场的气场，看一下精气神是怎么练出来的。

俗话说，功名看气宇，事业观精神。

一个孩子像病猫，那不就真的自己把东亚病夫的帽子往自己头上扣吗？

所以在山里我们有三不读书，没精神不读书，有病痛不读书，没志气不读书。

这三点说明一个人身心灵不是彻彻底底健康强大，他都没法获得书中的巨大利益，反而往往因此劳神苦思。

正如《心相篇》上所讲，若论妇人，先须静默，从来淑女，不贵才能。

你一有才能就瞧不起周围人，就想控制人，与人计较斗量，结果还不如那些才能平平的人命好呢。

所以，世界上往往有这个现象，才华很高的人，命都不是很好。

好像天生就有这种天道忌盈地道忌满的现象。

但是你聪明人守之以谦虚，富贵者行之以布施，往往就能化解这一魔咒格局。

所以，下面就是一个选址和招生的问题。

选择一处好的场所，事半功倍，招一批都想要获得身心健康、尊师重道的娃子，也是事半功倍。

两方面结合，你会发现一个古祠堂，一个戒病所，它产生的效果不亚于普通的医院。

它产生的榜样力量将影响深远的，它能解决人们生活中的问题，迅速彻底，这也是这么多年山居加上办班得出的一点点信心和经验。

所以，能够让不爱读书的娃子变得喜爱读书，让体弱的孩子变得身体强壮，这样的效果和魅力有谁能够拒绝。

而且我们这古祠堂办班还不是全日制的，因为我们白天要写作，只利用晚上七点到九点，全镇的人都有时间，就用两个小时，而且不能影响到我们创作。

因为创作才是终身大事，才是千百年文化传承不变的铁规律。

所以，用闲余的时间，茶余饭后一两个小时，要做出伟大的事业来改变命运。

与其千方百计算命看相打风水，不如当下就跟着经典、古圣先贤，改造命运，这也是这一两个月我们做完《了凡四训》早课后，隐隐获得的一丝能转变命运的能力。

这个时代，除了教化一方，除了教育，没有一样能真正改命的，不管是风水数术命卜星相地理，都只能对家庭和人生做些小修小补，真正改变命运的是那颗心，穴在人心不在山。

如果你有心利益一方，建立古祠堂戒病所，你必将成为人中至尊。

因为这个时代只有一条规律，谁能解决世人最迫切的痛点，谁就是至尊至贵的人，贵人是这样练出来的。

与其到社会寻求贵人帮助，不如当下发贵人心，行贵人事，把自己铸造成贵人。

而铸造成贵人的唯一条件就是你能时时处处解决别人最深重的痛点。

解决痛点的前提是先发现痛点，比如孩子不读书，老人多病，壮年人没精神，事业危机，心力交瘁，这些痛点是所有人民都关注的，急需要解脱的。

至于寒假经武健身班，又叫五经富健身班，又叫文武健身班，有人说经武这两个字没有错吧？

没有错，不是精武门的精武，而是经典教育武装大脑，习练功夫来强壮身体。

有人担心，武夫练武后，会不会脾气大，具有杀伤力呢？

所谓侠以武犯禁，任何事情都有阴阳两面，练武会有副作用，会增长嗔恚，读书也会有副作用，贪知识会变得贪婪，心思狂乱，心静不下来。

任何事情，如果不戒掉贪嗔痴去做，马上就会有副作用了，就会带来身体或心灵的烦恼。

我们通过锻炼身体，穿越爬山，站桩太极，踢腿咏春。

把身体练得彪悍的同时，借助读书明理，悟道修身，布施利他，让心胸开阔，使能量服务于社会。

弱者可以通过习武站桩，太极踢腿变得强大，而强者借助打坐读经利他修行，变得慈悲和更有能量。

所以，经武健身班的宗旨是，让病弱者变得雄强，让强悍者变得慈悲。

33.
手臂痛与甩手功

李飞腿脚踢酸，累了，想找地方坐，但看到大雄并没有坐，也就不敢坐了。

大雄也知道李飞跟不上了，于是转踢腿为甩手。

李飞一看，大雄两条粗壮的长臂，甩得虎虎生风。

这样手之三阴与手之三阳经，不就彻底被甩开来了吗，难道这就是传说中的甩手功。

据说现在公园、广场、学校里，有很多人在修习此功法。

他们有豪气干云的话语，只要坚持甩手，就能把疾病甩走，甩掉疾病，甩出健康来！

李飞曾经在电视台里看到有些节目居然是全家总动员一起甩手。

深得此运动健身的利益，他们都现身说法。

这对于在城市中找不到地方来跑步，每天居住在楼房里的人群来说，无疑是一种非常好的锻炼方法。

大雄说，有一位白领，天天对着电脑，坐在空调房里，得了顽固的鞘膜炎，手指和肘部常常痹痛不已，没法睡觉。

这白领不知吃了多少药，总是好好停停，吃药时减轻，不吃药又加重。

搞得三十多岁就像五六十岁中老年人肩周炎、风湿痹痛一样。

李飞说，像这种办公室综合征太多了。

确实，在大城市里，普遍办公室人群操劳过度，身体都会有不同程度的痹痛或关节屈伸不利。

大雄说，这是关节油消耗太多了。

李飞问，那怎么补关节油呢？

大雄说，减少消耗才是王道。

老姜先生常讲到，人生病大都是身体消耗太凶了。

李飞说，怎么让透支的身体快速恢复呢？

大雄说，这不单是药物学需要攻克的问题，更是修行界长期研究的课题。

李飞问，这还关乎修行界？

大雄说，没错，凡碰到屡药不效的，老姜先生必定会从心性上下手。

老姜先生教病人口出禅语，身行禅步，心存禅念。

李飞不解地问，什么是禅？

大雄说，禅就是缓慢安详从容觉醒，一切平静安和的汇总。

疾病就是急躁焦虑昏沉散乱不安烦恼，一切负能量的云集。

李飞脑洞大开，居然有这种新思维，用缓慢安详的生活形态来对治着急躁扰的病态。

大雄说，这不是什么新鲜的东西，古代的修士都懂。

他们都有把握缓解这些常见病疑难病。

李飞说，如果慢性疲劳综合征能够攻克，那可不是一般的价值，产生的社会效益绝对是无可比拟的，这应该是所有科学家和生物学家穷尽一生想突破的，因为疲劳透支身心对国家社会以及个人伤害都是很大的。

疲劳驾驶会出交通意外，疲劳工作效率会低，疲劳生活久了会生病，一切慢性病都是长久疲劳的产物。

李飞听完后再次豁然开朗，攻克疲劳的价值太大了。

现在用咖啡提神，茶叶醒脑，美酒刺激神经，都不能从根源上消除疲劳，获得身体健康。

大雄说，除了禅修以外，没有任何一种方法能够彻底解决疲劳。

李飞说，难怪社会上那么多地方都就开始办禅修班禅修营，难道这里也办吗？

大雄笑笑说，普通人是接触不了的，只有深受身心困扰却求医无门的人，而且还需要一定的慧根，才有机会接触到禅学这东方神秘的康复身心之学。

在老姜先生的姜谷深处就有禅堂，专门给修士集中精神、淬炼身心。

老姜先生推崇山林禅，用禅来安心，用农来健身，推崇一脉祖师心传——农禅作风。

如果把禅比喻成最灿烂的顶端花朵，那么身体就是支撑开花的这条花杆子。

农禅并修，就是花杆子与花同时成长。

在强大身体的锻炼之下，绽放脑袋的智慧之花，达到大彻大悟。

普通的小病，你靠小修小悟就能搞定。

大病大痛，如果没有靠大彻大悟，根本没法彻底铲除。

李飞听完后，对姜谷更加心神往之。

大雄说，一下子话题又扯远了。我继续给你讲这个白领的案例。

他已经身心疲劳到了极点，走路来找我时，脑瓜子都耷拉下去，步行时腿都是拖着地，三十多岁就提前衰老，看似很老迈的样子，这是明显脾虚气弱，所以得四肢痹痛。

李飞说，我明白了，《黄帝内经》讲，四肢皆禀气于脾，脾虚气弱，则四肢痿废不用。

大雄点头说，手臂用桂枝这句《伤科口诀》，于是给他开了如下的方子。

党参 20 克，炒白术 10 克，茯苓 20 克，炙甘草 5 克，陈皮 5 克，老姜 30 克，桂枝 10 克。

这白领吃了第一剂，手上就暖暖的有感觉，原本手脚冰凉，吃完药后感觉到有股热量从肚子往四肢流动。

李飞说，太妙了！脾有余，则四肢有力啊！

大雄说，我又教他甩手功。

大雄随手就甩出来，像打鞭子一样，那声音猎猎作响，看起来就精神振作。

看着大雄练甩手功，自己都能感受到气血贯到手上。

结果7剂药吃完，这白领没有再抓过药，所谓的鞘膜炎，手臂手指弯曲不利的症状彻底消除。

连以前畏冷，吃不了香蕉、苹果的症状也没了，现在他爱上了甩手，每天半个小时，身体微微发热发汗，脸色发红。

这样吃嘛嘛香，连吃水果也不怕胃凉。

可见胃中凉冷，还不全是吃伤的，有一条重要的原因就是运动少，太极动则生阳，你不动就准备得痹痛寒症吧！

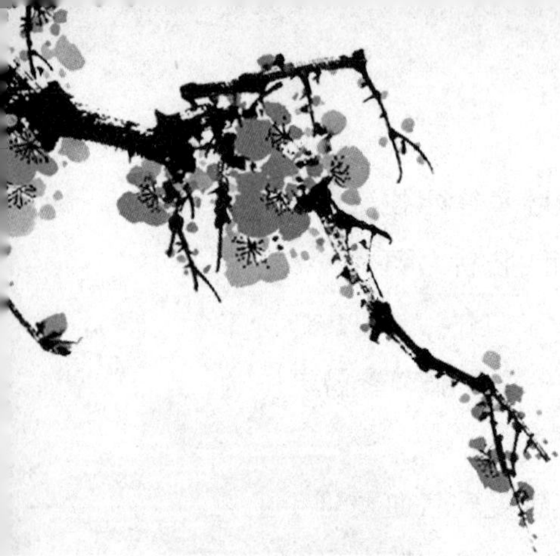

34.
肩周炎

李飞不解地问道，大雄师兄，这手臂用桂枝，桂枝能够引药达臂，把四君子汤的药力送往手臂上来。

而桑枝威灵仙呢，怎么没有用呢？

大雄哈哈笑说，真不愧是大学生，抄过一遍就记忆深刻，我背了多久，才搞熟一点。

关于桑枝与桂枝，老姜先生曾经说过一次。

他说，桑枝桂枝皆能引药达臂，这是它们的共同点，但有一点不同的是，手热用桑枝，手冷用桂枝。

李飞不解地问，为什么桑枝、桂枝能引药达手臂？

大雄说，可能是取类法象，像桑枝、桂枝这些嫩枝，是枝条上最具有生命力的地方，有很强的穿透能力，你看它们像不像我们的上肢，不断往上往外伸展。

所以在药势药力上，它是具备走肢节的趋势。

李飞听后豁然开朗，太妙了，桂枝能温通四肢，桑枝能解四肢郁热。

大雄说，桑枝还有一个重要作用，能平肝降压，因为它略微带点苦寒，苦能降，寒能凉。

所以我摸他皮肤指掌间热乎乎的，血压又高，这时的手臂痛就要用桑枝。

李飞说，太妙了，同是枝条，寒热不同，用法有别，若要升阳用桂枝，若要平肝降亢阳用桑枝。

大雄说，我又碰到一个高血压的老年人，它的肩周痹痛已经五六年了，顽固肩周炎，牵引、药物敷贴、针刺、拔火罐，搞得肩臂的肉都黑了烂了，两臂痛都没好。

他找我时，我也没什么把握，就跟他讲试试吧，就开了：

党参 10 克，炒白术 10 克，茯苓 30 克，生甘草 5 克，陈皮 3 克，桑枝 30 克，威灵仙 5 克。3 剂。

然后教他甩手。

不料三天以后，他吃完药后来找我，非常高兴地说，吃药后手臂有力不痛，问还能不能再吃那药？

我跟他说，药可以不吃，但功不可以不练。

把甩手练功半小时，提升到一小时，由每天一次，提升到三次。

反正老人家也闲来没事，能够靠自己努力把病治好，谁都高兴。

李飞问，后来呢？

大雄笑笑说，这老人家带了七八个肩周炎的病人过来，我不是异功散加桂枝，就是异功散加桑枝给他们治。

手凉的加桂枝，手热的加桑枝。

脉没力的加桂枝，脉有力的加桑枝，因为有力没力辨虚实，基本上效果都不错。

从此在富镇公园里，广场上多了几批甩手的老人。

李飞点点头，这又是一个奇迹，是练功配合用药的奇迹，药物在练功的催动作用下，好像关公坐上赤兔马，所向披靡，天下无敌。

大雄说，我其实后来也查过《本事方》，发现有单用桑枝的验案，里面讲到一个叫张杲的人，曾经得了顽固的两臂痛，就是现在的肩周炎，服诸药不效。

直到碰到一个医生，教他一边挥手，一边用桑枝一小升，切碎后炒香，用三升水煮取两升水，当作一天的分量来服。

吃完后两臂痛就彻底好了，数年疾病，几天痊愈，也算是非常快。

35.

心脑血管梗死

这一甩，大雄就甩了十五分钟，而且每甩一下，都发出有力的声音。

李飞边练肚子就咕咕作响。

这甩手功太牛了，连续用力不间断地甩，都可以甩得额汗涔涔，这升清阳的效果，可以自身体证。

这一个小小动作，居然能够带动全身。

大雄说，只要一处真通，周身没有地方不通的。

通过甩手，肺吞吐起来就像风箱一样，呼哧呼哧的。

随着手臂的一上一下，好像风箱的一张一合。

李飞感受到全身暖洋洋，没有一丝寒气，一下子好像进入了春暖花开的状态。

他能清楚地感受到鼻孔在变大，眼睛在清晰，耳朵变灵敏，心胸在开阔。

怎么第一次练就有如此效果，这个功法绝对不仅对手臂有效果。

大雄说，没错，这甩手功对加强心脏动力也非常好。

我见过两个老人，一个富老人，一个穷老人。

他们都得了心脑血管梗死，医院说要做搭桥手术。

富老人有钱做手术，做完手术后，每一个月要吃一两千块钱的药物来维持。

心脏搭完桥后，还经常胸闷睡不着，真是有福也享不了。

而穷老人连手术费都出不起。

他就跟着甩手协会的几个老人，一起到公园对着太阳甩手，反正是一副尽人事听天命的态度。

结果把胸闷甩没了，把胃口甩开了，把脚力甩大了，把体能甩强了。

半年后再去做检查，医生说不用搭桥，血管通得很。

李飞不禁大吃一惊，这个心脑血管梗死，在现代医学都是超级大难题。

每天因此而死去的人，不计其数，堪称疾病谱上头号杀手。

李飞说，以前听说吃木耳可以软化血管，素食能够通畅肠胃，但是很多人这样吃，并没有彻底改观过来。

大雄哈哈笑说，人体的康复是一个系统全面的工程，不是简单的吃喝问题。

它还有锻炼和心态的问题。

吃木耳或素食，能够减轻脏腑压力，这是毋庸置疑的，而练功甩手却能彻底炼化食物渣滓病气垢积，能疏通经脉调和气血平衡阴阳。

针对现在人吃得太好、动得太少的亚健康状态，把饮食回归清淡朴素，再提升运动量，一大半的疾病都可以轻松治愈。

李飞又是竖起大拇指，这是由衷地赞服。

大雄说，有一点至关重要，这是老姜先生亲自口传的。

李飞立马专注起来，停止甩手，开始记录。

一个有智慧的人，只言片语，都能产生无穷的力量。

大雄说，我们曾经请教老姜先生，哪类人心脏不好，哪类人肾不好。

老姜先生说，你看，走路腿迈不开的肾不好，手甩不开的心脏不好，以心主上肢，肾主下肢故也。

但不管上下肢的问题，只要手能够挥动起来，有力量，脏腑就温暖，经络就通畅，身体就病祛身安。

老姜先生说，尤其看那些六七十岁的老人，如果手摆不开了，走路手挥舞的幅度变得越来越小了，这就是心肌梗死的征兆，不用多久，就要面临心脏停搏。

李飞听后惊讶地合不拢嘴，因为他在医院的心脑血管科实习时，就看到很多这样的老人。

走路两条手臂都不摆，不管什么样的好药，都救不过来，没几个月，不是脑溢血，就是心肌梗死，离开人世。

这真是心主上肢最强烈的写照啊！

中医就是这样，能够洞察入微，见梧桐叶落就知秋凉，应半盏之水便晓江湖滋味，根本不必等到秋风肃杀，才被冻得抖擞，不必等到心脏停搏才呜呼哀号，只要看到手脚不够灵活，就要加强训练。

四君语：这段日子山里进行了各种装修，虽然外面吵吵闹闹，熙熙攘攘，但是这一点都没有影响到正常写作。

如果换做以前就不容易写下去，但是现在读懂一句话，关门即是深山，无求随处净土。

很快拿起书本，又能源源不断地创作，打开《相理衡真》《脸上的真相》《医生看病》，还有《得戒和尚开示录》，以及《王绵之方剂讲稿》，还有《王付方剂学讲稿》等。

这些书籍同时观看，是苏东坡的八面受敌读书法，边读书边创作，乐在其中。

据阿华说，以前他很不喜欢读书，不喜欢动笔，现在他要学经教，却发现很难。

我们跟阿华说，你不喜欢动笔，是因为笔动得少。

阿华豁然开朗。

我们说，你以前跑山跑不过叔公他们，一个二十出头的小伙子走不过七八十岁老爷子，上个坡就喘气，脸煞白，这是长年伤精的果报。

结果，大家都抡起刀劈柴，你连斧头都懒得动，还说这斧头太重了。

其实是动得少。

可是经过大半年的跑山训练，整个五经富能够跑过你的人，已经屈指可数了。

一个由倒数的体能，变为名列前茅，由伤精的病人，变为健身教练，仅仅用了大半年。

现在你身体上去了，想学习经教来开智慧，这很好，正符合我们经武健身班的宗旨，大脑要装经典，身体要装武功。

要做到大脑能想，嘴能讲，手能提，肩能挑，腿能跑，这是新时代的五能人才。

当时阿华不能跑，是因为跑得少，现在阿华说，一天不跑都觉得骨头发痒。

不跑几公里冲刺一下，都觉得不够精神。

以前排斥运动出汗，现在居然无比地喜欢这种运动出汗、吃苦耐劳的感觉。

可见一个人真的炼好身体，就会爱上练功，一个人真的把经教理学通，就会爱上创作读书，复讲。

你之所以还提不起这股热爱，是因为你做得少，练得少。

就像穿越一样，多走几次，你会爱上这种百利而无一害的健身之法。

这一期山林健康禅班，因为下雨，所以没有让远方的朋友进来，但是当地有些朋友自动进来。

我们干脆就趁着下午晴朗，带上大家去穿越龙山的天堂最高峰，可以摸到星星的地方——乌宗，比白云山的摩星岭还要高数倍。

汪学长说，我以前最喜欢吃包粄，可胃不好，吃一个都胃胀不消化，真是屡试屡验，她以为这辈子与包粄无缘了。

我们说，一个人胃不强大，是因为手脚不强大，通过一个星期的赤脚徒步穿越，能升阳除湿，彻底消化食物，到时不要说一个包粄，四个都能吃下。

这就是强大的消化力。

强大的消化力是从苦练手脚功夫中来的。

坐在办公室里，思则气结，或在饭桌上谈天论地，只会让脾胃气机紊乱，身体一败涂地。

所以说，不是你消化不好，是你练得少。

任何事情，抱怨外在的叫外行，重视内修的叫内行。

我们上乘的中医，走的都是修炼之道，必须严格重视内修，不可以怪怨外环境。

这样你就可以像《了凡四训》上所讲，处冗沓而触念皆通，遇冤仇而回嗔作喜，或觉心神恬旷，或觉智慧顿开。

有学长反映冬天可不可以服四君子汤啊？怕上火怎么办啊，是不是喝王老吉啊？需不需要加点引气血火下行的牛膝啊？

告诉大家，不练功的话，就像汪学长，吃一个馒头都胀，半天消化不了。

练功的话，什么水果冷饭剩菜、面粄，吃进身体统统燃烧，转为有用的能量。

有学长讲，这里面的连环三踢腿怎么踢，甩手功如何甩，旋风入地腿法如何练，葵花向阳的动作如何摆？

看来大家对练功都充满了热情，你们只要热心去练，自己都可以创出招式。

这里的文字描述已经比较通达了，要有信心，去做了就有效果。

真正的动作招式不需要多，就像程咬金凭着三板斧，就做山寨大王、土皇帝。

有影评说，只要凭着李小龙的李小三腿、双节棍和日字冲拳，任何一样，到电影院里看了都觉得超值，何况三样都同时搬上荧屏。

而郭靖的降龙十八掌，第一招就把对手打得人仰马翻，学到三招时，已经是一等一的好手。

师父跟我们讲过一个一招绝技的故事。

他的一位师兄，单练摇铁球，一个铁球二三十斤，在手中摇来摇去，就一个动作，练成武林高手，没有第二招。

所有招法都用这招去破，身练强壮，功夫练高。

所以招式不重要，坚持去练的态度很重要。

即使天天在重复广播体操，一个伸展运动就是春风拂柳，一个踢腿运动就是金鸡独立，关键是你有没有这么大的热情和动力，如果没有就需要长随微信熏修，加入团体共修。

在《大国医》里有一句话，叫所有秘方都一个致命的弱点，就是简单，因为简单所以要保密。

练功也是这样，如果将来有谁发心要拍一部电影，我们把名都想好了，叫《导引图》，这部电影出来，具有划时代的意义，因为里面都是最精彩的内壮功、养生功，都是让中国人彻底摘掉疾病帽子的智慧。

凭借《导引图》，可以让全面重视养生健康，有法可依，有方可循，给疾苦无助的人带来福音和阳光。

但是这部《导引图》得用十年来创作，不能急，蓝图要慢慢绘。

《导引图》一出来，绝对是超越《富春山居图》《清明上河图》的，因为真正的中国健身古绝学，是上古之人修习创造的上古之术。

有这个《导引图》为指导，再读《黄帝内经》，就像拿到藏宝图去寻宝一样轻松。

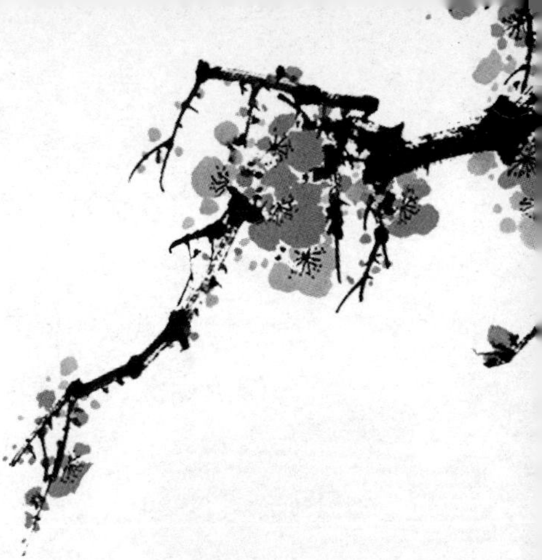

36.
仙人揉腹法

李飞的手终于甩酸了。

全身酥软，呼吸深长有力，脑子更加灵敏，手脚暖温热，关节灵活，一扫陈腐的书呆子气。

原来读书会读成书呆子，是因为懒于运动，没有锻炼身体。

现在的疾病大有年轻化趋势，连在校读书生的病也不少。

这是运动锻炼少的后遗症——生病吃药。

大雄看到李飞手酸了，便停止甩手，说，还有一招。

李飞觉得收获颇丰，这里每一个动作招式，都像是武功秘籍，不传之秘，居然还有。

大雄说完就揉揉腹。

两个手掌按到肚脐周围，顺时针像太极推手那样循环转揉。

李飞惊讶地说，难道这是传说中的仙人揉腹法。

大雄点点头说，好眼力！

李飞说，我在广州中医药大学选修过中医气功学，气功老师讲过这仙人揉腹法。

又叫延年九转法。

相传雍正年间，有位方性道人，没有人知道他年纪多大。

同他在一起的人都说，这道人和他们的祖父都相识，最少都有一百来岁，却不显丝毫疲老之相。

方道人力大无穷，声若洪钟，体魄健壮，有人推他的身体像推铁塔一样，不可动摇。

有人开玩笑，想要试试他力气，拿一根长绳子，捆在他手腕上，让十多个人用力拉这绳子。

结果十多个人反被他拉过来。

方道人还能够用两个手指勾住两个人离开地面，健步如飞。

他常常在转眼间，就已走到二十里路外的通州买饼，回来饼还是热的。

没有人能追得上他的脚步。

人们都尊他为地仙。

大家都想尽各种方法，去试探方道人延年益寿的修炼秘法。

有一位叫颜伟的人，很谦虚，身体又多病，拜访了不少高人，直到最后认识了方道人。

方道人教他揉腹法，就把他最顽固的肚腹冷痛，不化食物的陈年痼病治好。

后来颜伟又把揉腹法传给亲朋好友和体弱多病的人，只要天天坚持练习，身体没有不渐渐好转的。

方道人说，我这功法哪里仅仅是用于治病呢？人们靠这仙人揉腹法，可延年益寿，可产生奇异功能，超乎寻常。

大雄听后点点头说，正是这样。

李飞你书读多了，懂的就是多。

李飞谦虚地说，知一丈，不如行一尺，你看我读那么多书，不如大雄师兄你身体练得好，这才是榜样。

行胜于言。

可是我的行动都放在书本上，现在要学大雄师兄，身体力行，天天练功。

一天不练功，就赶不上大雄师兄。

两人相视，哈哈大笑。

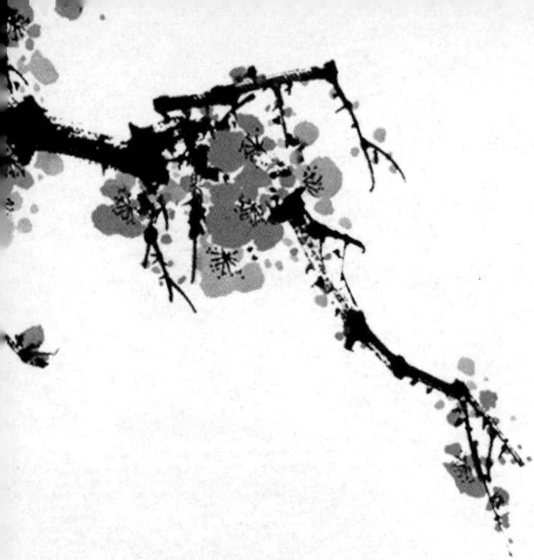

37.
顽固性痛经

大雄也谦虚地说，我是书读得少，要多跟你学习啊！

李飞深有感触地说，我现在明白了，我们读书人没有把书读好，其中一个重要原因是忽视了劳逸结合。

没有把练功与读书完美结合。

文武没有兼修，往往顾此失彼。

读好了书却伤了身体。

大雄点点头说，是啊，在镇上就有一个清华大学的学生，因为顽固痛经四五年，最后严重贫血，拿起书来看就头晕，要人照顾。

后来实在没办法，只好辍学到处求医问药。

每次来月经都是地狱般的折磨。

可治了好几年，所有治痛经的方，她基本都吃过，但就是达不到根治的效果。

李飞摇摇头叹气说，考上清华，却丢了身体，何益之有。

社会的栋梁之材，如果被虫蛀腐烂了，这是多大的损失。

看来每个中国人都要懂得一些功夫，健身武术啊！

今天你不练功健身，明天就会被疾病打得无还手之力。

人要是没有智慧，处处都会被动挨打。

大雄点点头说，李飞你领悟真深，后来这大学生连求神拜佛的心都有了，可就是没解决问题。

当她找来的时候，我也摇头说，妇科病我都没有什么经验。

可对方却说，他们拜访了不少医生，可是都说很有把握治，从来没有拜访过说自己没经验不会治的。

说不定你运气好，又能误打误撞治好。

大雄一脸无奈，说，当时我只想到一句讲肚痛的《伤科秘诀》，小茴高良姜，肚痛效果良。

我就给她开了：

党参 15 克，炒白术 10 克，茯苓 10 克，炙甘草 5 克，陈皮 3 克，老姜 30 克，小茴香 30 克，高良姜 15 克。

李飞吞了一下口水说，一看这汤方就知道又辣又暖，吃了肚子肯定暖洋洋，久病多寒，脾主大腹，这是一派健脾温通，煦养的方子啊！

大雄说，我知道方子开得再好，效果也是有限的。

老姜先生常说，要把有限的方子发挥到无穷的效果，必须要靠练功。

练功可以助长药力，对于肚腹慢性久疾，最好的功法就是仙人揉腹功。

我就教她一次仙人揉腹功，叫她有事没事双手捂住肚子，轻轻往下往里按摩，在肚脐周围转圈子。

她吃完这药，配合仙人揉腹法，第一个月居然没有痛经现象。

三个月下来，手脚温暖，脸色有红光，生活自理，痛经彻底治愈。

又高兴地回到学校读书去了。

李飞说，这么神奇？

大雄说，治好病不算神奇，神奇的是，她这三个月长了十多斤。

学校的同学都惊讶地问她，遇到了什么奇缘，怎么能一扫以前病奄奄，弱不禁风的样子，现在变得阳光活泼，笑口常开。

老姜先生曾经说过，治病的最高境界，不是把病治好，而是治到他笑口常开，治到他阳气充满，心地光明磊落，经脉通畅无比。

这位清华大学的女孩子，疑惑地问，怎么以前求神拜佛，供养都没有用？

老姜先生跟她说，面上无嗔真供养，与其拿大量的鲜花去供养，不如把自己变成移动的鲜花。

时常面带微笑，就是心花怒放。

真是心存道，面微笑，烦恼消，身体好。

尾声

李飞听了这么多都忘记了饥饿。

法喜充满，禅悦为食。

这种身心两忘的体验，已经很久没有过了。

只有那些大科学家大文豪大书法家大武术家，他们在全身心投入到研修领域时，才会出现这种忘记饥饿，忘记疲劳，忘我内注的状态。

大雄师兄这场分享，简直是文化盛宴，饕餮大餐。

李飞意犹未尽，问道，大雄师兄，还有呢？《伤科秘诀》不是还有腰痛膝伤脚伤吗？你可别藏着噎着啊！

大雄笑笑说，快到中午吃饭了，时间到了。

李飞拉住大雄说，只要能听到这么好的经验心法，就算三天三夜不吃饭不睡觉，我也乐啊！

大雄眼中不禁露出赞叹的光亮，暗自点头，这小伙子不错，一个人但有为法忘躯的精神，他一定不是凡人了。

他从李飞身上看到自愧不如的地方。

李飞只是找到老姜先生治过的病人，或老姜先生的弟子，便如此恭敬记录。

而自己经常跟在老姜先生身边，只知道练功踢腿，也没有那么大的热情去记录这点，我是不如这小伙子啊！

所谓知者不如好者，好者不如乐者。

大雄看到李飞这位中医学子那股乐法的干劲钻劲，就想全心全意把自己所知所懂的翻箱倒柜掏出来。

一个人可以为一件事情废寝忘食，这股热爱，这股认真，这股钻研，会让他没有疲劳。

一个人会疲劳，因为他还不够乐，乐此不疲。

中医人面临最大的危机，不是中医临床效验的问题，而是中医人自身对中医的情结。

能否真正热爱中医，乐于传播普及中医。

大雄说，这段时间你可能见不到老姜先生。

李飞疑惑地问，老姜先生不是在姜谷吗？

大雄说，刚才我接到消息，老姜先生正准备坐飞机到国外去，帮一位国家元首治病。

老姜先生一般不离开姜谷，但这涉及中医的尊严，以及中医人在国外的生存状态，以及中医的世界普及计划。

现在已经有好几个国家发来邀请，希望老姜先生到他们那边去。

但老姜先生都婉言拒绝了。

这次老姜先生带上了五大弟子前往，一定是非常重要的临症实战和国际会议。

大雄说完都心神往之。

李飞说，想不到一位民间中医居然有如此高的荣誉。

大雄说，世界知名大学，不知道给老姜先生发了多少名誉教授的头衔，老姜先生都没有要。

李飞说，大雄师兄，怎么你没有去？

大雄说，老姜先生有十大弟子，我们还不入门，还是门外的爱好者，想去也帮不上什么。

对了，你这么热爱中医，我下午带你去见老姜先生十大弟子之一的阿华兄弟。

李飞不禁惊叹，门外弟子就这么厉害，如果见到真传弟子，那不都把脑瓜子塞满，不禁充满了期待。

大雄说，阿华兄弟是一个彻底的由羸弱转雄强的案例，他现在成为戒色界里的精神领袖。

一个在邪淫里栽了大跟头，几乎性命不保的人，通过他的机缘和努力，使无数人从邪淫的泥潭里走出来，重见阳光人生。

老姜先生讲，诸事不顺，只有两个原因。

一个是亏了孝道。

一个是犯了邪淫。

其他所总结的原因，都是肤浅的原因，不是根本的原因。

老姜先生因此对孝道中医，还有戒淫中医非常支持。

很看好网上的戒色吧，戒淫帖。

年轻人聪明俊秀，身强体壮，最后落得事业难成，体弱多病，没有不是在这色字关头败下来的。

所以，你刚才问道，腰膝脚伤，这都是肾精所管的地方。

关于这方面，我就是外行了，我只懂得踢踢腿，练练功，真正这方面的行家是阿华师兄。

老姜先生反复强调，学医者最大的关就是这一关。

万病的根源不过食与色而已。

病从口入。

精由色耗。

李飞很快想到在大学里有好多聪明才子，沉迷手机网络，看不健康影碟，不仅成绩一落千丈，而且还落得一身病痛，到社会上连工作都找不着，不管大学教授开什么处方都帮不了他们。

当时李飞就想做毕业论文时，把邪淫和中医联系起来。

可心有余而力不足，这次居然碰到这方面的专家，不由得心生喜乐。

大雄说，现在阿华师兄不仅到学校里演讲，还到家庭里家访，做大量的戒淫保身宣传工作，救了无数迷途学子。

他现在准备建造一个戒色学校。

世人对伤精造成什么样的后果，知道得都不够清楚，所以才在这里反复吃亏。

讲到这里，李飞记录的笔已经没水了，看来是时候去吃饭了。

大雄看着李飞满满的笔记本，给出两个大拇指的赞。

这小子好学到这种程度，不简单。

李飞拉上大雄的手说，大雄师兄，走，中午我请客，吃饭去！

大雄说，下午我也要给阿华兄弟送去一个惊喜，说不定李飞你的文笔能大大地帮上阿华师兄一把。

四君语：有学长反映，怎么老姜先生还没出马，不会这么快就结束了吗？

在文学界有一个美谈。

有位文人，兴头来了，彻夜坐船便去他朋友家。

到家门刚想敲门去见朋友，然后就回去。

人们不解。

他说，乘兴而来，兴尽而返，何必见戴？

又有善友问，银屑病怎么办？高血压怎么转？糖尿病有没有成功转过来的例子？美容能不能用四君子？

大家别着急，下面我们慢慢来分享。

像这些慢性病、疑难病，要彻底转过来，都是一个系统的工程。

就拿阿华来说，他这两天给我们送来了莫大的惊喜。

他是一个伤痕累累的人，因为邪淫伤精，导致鼻炎、口臭、耳鸣、腰酸、微冷、膝盖常年痛、手脚凉、记忆力减退、反应迟钝、消化不良、抑郁自卑、失眠焦躁……

我已经没办法把他这一大堆疾病的名字一一列举出来，可以说各种倒霉的病苦，都集中在这位可怜的人身上。

这位看起来二十岁上下的年轻人，怎么看这描述，像一个行将入木的病态老人呢？

没错，伤精的最直接果报就是迅速衰老，提前衰老。

他可以让英俊的年轻小伙子，变得像一个小老头，做事情完全没有干劲。

可是这样可怜的人，通过一年密集地锻炼，居然变为可敬的人，居然会发心在网络上帮助更多伤精的青少年。

用一年的时间，把羸弱衰老转为雄强阳光，变得像阿甘那样能跑起来，活得比健康人更有力量。

这一年长不长啊，这一年经历的辛酸泪水汗水，根本不是平常人想象得到的。

一个濒临抑郁轻生的人，居然可以转为热爱生命，积极阳光，这是世界上所有生物学家、医学家都最想解决的问题。

也是人类繁衍生息，文明发展的终极大问题。

连科学家都摇头说，科学什么都能改变，唯独不能改变的是人的情志。

但是中医就可以！

一个成功的例子，可以点亮千万人心中的阳光。

一灯能点千灯亮。

千灯共与一灯明。

所以接下来我们的创作会以真人真事，从恶病中转变过来的例子为主，并且乐于帮助他人，以法布施、无畏布施为线条，来普及中医，提升人的正能量和精神。

我们明天开始来看《伤精病象图》吧！

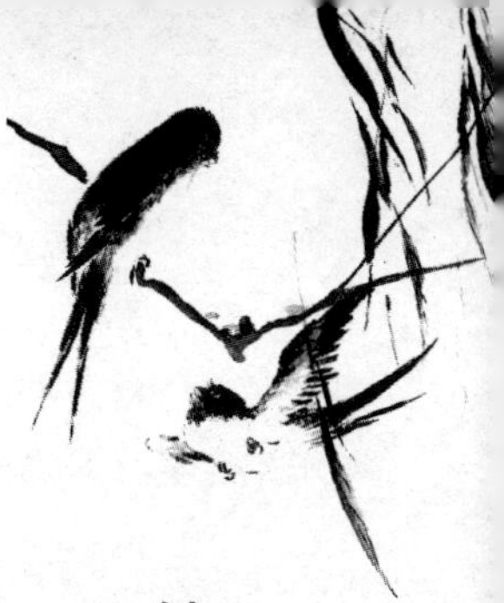

使用经验

粉碎性骨折

野党参 20 克，炒白术 10 克，茯苓 15 克，炙甘草 5 克，杜仲 30 克，川芎 5 克，川续断 10 克。

中风偏瘫

野党参 20 克，茯苓 10 克，炙甘草 5 克，炒白术 10 克，生黄芪 50 克，当归 5 克，老姜 20 克。

另用三七粉与冰片 10:1 的比例打成粉，制成胶囊，每次 3 克，每日 2 次，以米汤水送服。

小儿遗尿

野党参 10 克，炒白术 5 克，茯苓 10 克，炙甘草 5 克，牛大力 10 克，金樱子 10 克，五指毛桃根 10 克。

小儿遗尿三药

牛大力 10 克，金樱子 10 克，五指毛桃根 10 克。

排尿性眩晕

红参8克，炒白术10克，茯苓10克，炙甘草5克，黄芪30克，川芎8克，桂枝5克，老姜30克。

提气三药

黄芪、川芎、桂枝。

习惯性便秘

党参10克，生白术50克，茯苓15克，生甘草5克，肉苁蓉30克，升麻5克，枳壳10克，泽泻10克。

慢性鼻炎久不愈

四君子汤加玉屏风散：党参10克，炒白术10克，茯苓10克，炙甘草5克，黄芪30克，防风5克。

如果鼻涕黏偏黄，加金银花、菊花各5克，连翘10克。如果鼻塞鼻流清涕，就加苍耳子、辛夷各10克，白芷5克。

子宫肌瘤长期不愈，体虚，疲倦

党参30克，炒白术24克，茯苓15克，甘草9克，莪术30克，三棱30克，川牛膝15克。

胆汁反流性胃炎

党参15克，炒白术10克，茯苓10克，炙甘草5克，枳壳30克。

小儿久病脱肛

野党参15克，炒白术5克，茯苓5克，生甘草5克，黄芪30克，防风6克，火麻仁10克。

中风后尿潴留

党参20克，炒白术10克，茯苓10克，炙甘草3克，黄芪 30 克，桔梗 5 克，老姜 30 克。

产后尿潴留

党参 20 克，炒白术 10 克，茯苓 10 克，炙甘草 3 克，黄芪 30 克，桔梗 5 克，老姜 30 克。

慢性前列腺增生

党参 20 克，炒白术 10 克，茯苓 10 克，炙甘草 3 克，黄芪 30 克，桔梗 5 克，老姜 30 克。

水湿肥胖

党参 40 克，苍术 30 克，茯苓 50 克，生甘草 5 克，黄芪 80 克，桔梗 10 克，老姜 60 克。

老人小儿遗尿

单味牛大力。

胃病初起

单味巴戟天。

老年强壮益寿保健方

单味巴戟天，于冬至夏至春分秋分，节气交变时煲汤喝。

老年人漏尿水

野党参 15 克，炒白术 10 克，茯苓 5 克，炙甘草 5 克，黄芪 30 克，益智仁 10 克，山药 30 克，老姜 30 克。

小儿漏口水

党参 5 克，炒白术 5 克，茯神 2 克，炙甘草 2 克，黄芪 20 克，山药 30 克，益智仁 5 克，老姜 10 克。

漏粪水

野党参 15 克，炒白术 10 克，茯苓 3 克，炙甘草 3 克，黄芪 30 克，野山药 100 克，益智仁 10 克，老姜 20 克。

漏汗水（小儿剂量）

野党参 5 克，炒白术 5 克，茯神 3 克，炙甘草 2 克，黄芪 15 克，野山药 50 克，益智仁 5 克，老姜 5 克。

漏鼻水

党参 20 克，炒白术 10 克，茯苓 10 克，炙甘草 5 克，黄芪 60 克，野山药 50 克，益智仁 10 克，老姜 20 克。

漏泪水

野党参 15 克，炒白术 10 克，茯苓 10 克，炙甘草 5 克，黄芪 50 克，野山药 50 克，益智仁 10 克，老姜 20 克。

接筋续骨

红参 5 克，炒白术 5 克，茯苓 10 克，炙甘草 5 克，陈皮 5 克，老姜 10 克，大枣 10 枚。

浑身关节痛

野党参 10 克，炒白术 10 克，茯苓 10 克，炙甘草 5 克，陈皮 3 克。

手拉伤，嘴乌暗

四君子汤加陈皮、桃仁、红花、乳香、没药，各 5 克。配合踢腿。

脂肪瘤与肥胖

党参 30 克，苍术 20 克，茯苓 30 克，生甘草 5 克，陈皮 15 克，三棱 30 克，老姜 30 克。10 剂。配合踢腿。

胃出血

野党参 10 克，炒白术 5 克，茯苓 5 克，炙甘草 5 克，陈皮 5 克。用这汤煎水送服三七粉，每次 3 克。

小便不通利

车前草（整株新鲜的）100 克，配合泽泻 50 克。三高与小便不通利者，大黄 15 克，决明子 30 克，泡水喝。配合踢腿。

肾炎尿血

四君子加陈皮，加白茅根 30 克。配合踢腿。

背伤

党参 15 克，炒白术 10 克，茯苓 15 克，炙甘草 5 克，陈皮 5 克，老姜 20 克，姜黄 10 克。配合拍打、撞背。

颈椎病

党参 20 克，炒白术 15 克，茯苓 30 克，炙甘草 5 克，陈皮 5 克，老姜 30 克，葛根 30 克。配合葵花采阳（昂首挺胸）。

车祸后遗症

党参 20 克，炒白术 15 克，茯苓 20 克，炙甘草 5 克，陈皮 5 克，老姜 30 克，川芎 10 克，白芷 10 克，羌活 10 克。配合旋风钻地腿（一踢一跺脚的动作）。

胸痹打呼噜

党参 20 克，苍术 15 克，茯苓 30 克，炙甘草 5 克，陈皮 5 克，老姜 30 克，枳壳 20 克，郁金 20 克，全瓜蒌 50 克。配合打水功 300 下（在井旁打水的动作）。

抑郁症

党参 20 克，炒白术 15 克，茯苓 15 克，炙甘草 5 克，陈皮 8 克，老姜 30 克，柴胡 10 克，木香 20 克。配合拍掌功、出坡劳动（食欲不振可摇拨浪鼓）。

手臂痛

党参 20 克，炒白术 10 克，茯苓 20 克，炙甘草 5 克，陈皮 5 克，老姜 30 克，桂枝 10 克。配合甩手功。

肩周炎

党参 10 克，炒白术 10 克，茯苓 30 克，生甘草 5 克，陈皮 3 克，桑枝 30 克，威灵仙 5 克。3 剂。手热用桑枝、生甘草，手冷用桂枝、炙甘草。配合甩手功。

顽固性痛经

党参 15 克，炒白术 10 克，茯苓 10 克，炙甘草 5 克，陈皮 3 克，老姜 30 克，小茴香 30 克，高良姜 15 克。配合仙人揉腹法。

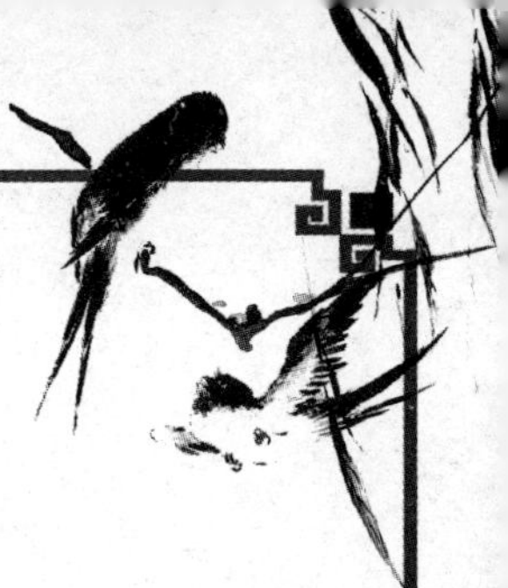

精彩回顾

1. 反复感冒要治脾，四季脾旺不受邪。

2. 一切疾病的演变都离不开这四个字——阴、阳、寒、热。

3. 会者不难，难者不会。

4. 寒凝血瘀，水寒木枯，凡是僵硬紧的东西都属于寒。

5. 用老姜一温阳就软。

6. 一暖百枝软，一温百脉柔。

7. 阳气所到之处，断无生病之理。

8. 能量不够，每一个系统都会废掉，百病丛生，人体能量之源乃脾胃也，所以百病治脾。

9. 主动治疗锻炼的效果，比被动治疗的效果要好一百倍。

10. 十八般武艺，不如把一把刀磨利。

11. 名利这东西像赘肉一样，多了是一个负担，真学医的人啊，第一个就要卸下这负担，不卸你就跑不远。

12. 贵人走路轻盈，苦命人走路拖泥带水。

13. 脚步声拖得很重的人，业深障重，福薄慧浅，身心压力比较大，容易疲累，精气神不够。

14. 佛门修行四威仪里面，有一项就是行如风，不是走得像风那样快，而是走得像风那样轻盈。

15. 洒扫应对进退，童蒙基础，识文断句，穷理通辩，学医根底。

16. 能否成事，就看推磨扫地，读书写字。

17. 建国君民，教学为先！

18. 遗尿特效三药，牛大力、金樱子、五指毛桃根各 10 克（五六岁孩子的剂量）。

19. 补气升阳，何患疾病不愈？四君子加老姜即是补气升阳方，可治脾虚贫血眩晕，血压低，能量不够。

20. 早餐吃好，中餐吃饱，晚餐吃少。

21. 朝不可虚，暮不可实，中不可少。

22. 大气一转，病邪乃散。

23. 大禹治水，堵不如疏。

24. 久坐堵胱肠，嗜睡堵五脏，故曰走活，坐死，睡神经。

25. 欲实脾必疏膀胱，欲利五脏先通大肠。

26. 延寿要诀——好吃不多吃。

27. 治人一时以药物，治人百世以书籍。

28. 中医普及学堂宏愿：欲救病人，先救医生，欲救医生，教学普及当先！

29. 大医精神特点：菩萨心，英雄气，神仙眼，屠夫手。

30. 所谓大医就是仁、智、勇的合体。

31. 为小批人学动力小，为大批人学动力大。普通人动力是名利，真修实干的人，动力是愿力。

32. 为什么学医，比学什么更重要，蛇无头不行，愿力乃学习之头首也。

33. 知道什么人生病，比知道得什么病更重要。

34. 土壅木塞，胸满腹胀。

35. 宽中下气第一品——枳壳，又名破胸锤，此药乃名副其实的下气药，凡一切胸腹反流酸水浊阴皆能往下按。

36. 小儿生病多是饮食之患，吃软、吃暖、吃缓则少病，吃硬、吃冷、吃快则多疾。

37. 零食养病不养命。

38. 火麻仁不单润肠，还能润六腑之燥坚。广西巴马长寿之乡，乡民喜服麻仁粥。

39. 气行则水性，气虚则水停，人气不够了，尿都屙不出来，就像力量不够，衣服里的水就都挤不出来。故四君子汤加黄芪，治排尿无力。

40. 肺气一开，小便就下来了，提壶揭盖也。

41. 水是茶的母亲，水也是药的母亲。

42. 肥甘厚腻 + 懒动 = 长疮。

43. 利名不曾挂胸中，由此胸中气自充。既爱且憎皆是病，灵台何日得从容。

44. 心静火自降，欲寡水自升。

45. 天底下没有吝啬的师父，只有不会学的弟子，没有学不到的秘术，只有不善学的学生。这是一个出色学生的座右铭。天底下没有愚蠢的弟子，只有不会教的老师，没有教不会的秘术，只有不善教的老师。这是一个出色老师的座右铭。

46. 想想当年迎风尿千丈，而今顺风打湿鞋。

47. 要把沉重衣服里的水湿挤出来，需要用力，要把肥人身上的水湿排出来，需要黄芪、生姜补气，加上练功用力，真明白这道理，减肥决定没问题。

48. 五红汤养血方，大枣、红糖、红衣花生、红色枸杞子、红豆（即赤小豆）。

49. 损其脾者益其气，凡是劳倦劳累加重的病，都少不了补脾益气。损者益之，劳者温之，四君子汤加老姜即是。

50. 善用嘴巴不如善用耳朵。

51. 上虚不能制下，脾虚则大小便不利。

52. 欧阳子暴痢几绝，乞药于牛医，车前子是也。李防御治嗽得官，传方于下走，黛蛤散是也。

53. 至贱者无敌，至常者神奇。

54.《草药总纲歌诀》：辛香定痛祛寒湿，甘甜生肌补益用。寒苦清凉消炎热，酸涩收敛涤污脓。

55. 土生金，脾旺没肺鼻病。

56. 脾土不及，则九窍不利。所以九窍漏水，都要治脾。

57. 文笔不畅就是写得少，劈柴不能得心应手，也是柴劈得少。

58. 成功七字诀——口碑专注极致快。

59. 宜将一心应万物，切莫一物万心思。

60. 自古圣贤皆以做定课成就。

61. 望诊乃中医相法，未学医先学相，而《心相篇》乃相学的巅峰之作。

62. 福人不会降到无福之地。

63. 改变自己要从最难改的那点开始。

64. 修成正果，少不了要过自己九九八十一个难关。

65. 四君子中用陈皮，一则醒脾胃，二则行药滞。

66. 大病不沾气壮之人。

67. 中医治病不以病症为主，以脉气为主，故曰治脉治气。

68. 周身之气通而不滞，血活而不留瘀，气通血活，何患疾病不愈。

69. 三分药七分炼，吃药不炼功，白吃一场空。

70. 土气冲和，则肝随脾升，胆随胃降。

71. 健好脾胃不需要解郁，自动达到解郁效果，这叫中轴一动，四维自转。

72. 轴动轮行，轴滞轮停，健脾即解郁。

73. 脏腑如水盆，经络像水沟。

74. 天降福人以逆。

75. 药可以治病，练功可以改变命运。

76. 不能坐如钟是没定力的表现，没定力就没智慧。

77. 意净不染，君子有终。

78. 一个人他能容人，就能享人之福。

79. 网络微信时代，普及中医的座右铭是——好好学习，天天更新。

80. 日不缺讲，夜不乏译。这种精进的精神，乃是学子唯一的精神。

81. 中医普及要走“两化”，本土化与网络现代化。

82. 小大不利，当治其标。

83. 肚腹一通百病去，宿便不留万邪息。

84. 谷气消，血脉通，不生病，健脾活血有大道，即四君子加导引。

85. 凡腰脚病要踢腿，胸脘病要冲拳，颅脑病要赤脚。

86. 神仙本是凡人做，只怕凡人心不坚。

87. 凡是气血能周流之处，断无生病之理。

88. 懒癌无药医，一勤百病消。

89. 葛洪成就——为人木讷，不尚荣华。

90. 见病不能治，皆因少读书。创作少灵感，古籍读得少。

91. 富贵者要守之以宽，聪明者要守之以厚。

92. 兵无向导不达贼境，药无引使不至病所。

93. 凌空踢是升清阳，往下跺是降浊阴，捶胸是疏肝，顿足是降火。

94. 贪欲纵如芝麻许，尽饮痛苦无边际。

95. 一勤一切勤，一懒一切懒。

96. 小力为补，中力为通，大力为泻。

97. 人懒了就会抑郁，不动了就会贫血，劳作能治郁，劳作能补虚。

98. 手凉加桂枝，手热加桑枝。

99. 行胜于言，一天不练功，就赶不上大雄师兄。

100. 人要是没有智慧，处处都会被动挨打。

中医普及学堂·中医小说普及系列

中医小说普及系列相较于传统中医教材，其文笔流畅，既富医哲智慧，又得小说雅趣，适读性和文学性更优，能够迅速引领大家了解中医、学习中医、感悟中医。

《醉花窗》，定价：22.00 元

本书为中医小说普及系列丛书之一，以清代王堉所著《醉花窗医案》为蓝本，采用小说的形式讲解了诸多真实医案，摒弃了以往中医古籍的种种文辞奥古、佶屈聱牙，力求用浅显易懂的表达方式推广中医文化，教授中医学知识。

本文通过主人公张凡——一位失意的中医人，在一座千年古寺中的所见、所闻、所感，向人们展现了中医学和国学的神奇与魅力，希望读者通过快意阅读，开心学医。

《岭南药王》，定价：18.00 元

本书为中医小说普及系列丛书之一，采用小说的形式讲述了诸多中医学茶疗和食疗方面的真实案例，故事轻松有趣，情节引人入胜，语言通俗易懂，摒弃了以往中医古籍的种种文辞奥古、佶屈聱牙，达到了推广中医文化和教授中医知识的目的。

故事讲述了骆冗与我们在药王谷，一路跟随岭南药王的徒

弟小青师兄，不仅领略了道地药材的神奇疗效，并有幸学习了诸多简便廉验的中医泡茶方及食疗方。全书既给大家讲解了中药茶疗方及食疗方的组成和应用，也告诉人们中医学子应有的为学之道，希望读者朋友们，通过快意阅读，开心学医。

《伤精病象图》，定价：22.00 元

本书为中医小说普及系列丛书之一，采用小说的形式讲述了诸多真实案例，故事情节构思精巧，语言文字浅显易懂，摒弃了以往中医古籍的种种文辞奥古、佶屈聱牙，力求用浅显易懂的表达方式达到宣传和教授中医学知识的目的。

本书为《四君子》的续篇，李飞跟随大雄又结识了老姜先生的入门弟子——龙山跑者阿华。故事分为两条主线，穿插讲述了两位戒友，在阿华师兄的帮助和指导下，通过锻炼身体、健康饮食并配合中药调理的方法，成功戒色控遗的经历。

本书不仅人物方面为《四君子》的延续，而且在内容上也延续了单方加减调理精伤的神奇，展现了中医学的魅力。希望读者朋友们通过快意阅读，开心学医。

《杏林访师记》，定价：22.00 元

本书为中医小说普及系列丛书之一，采用小说的形式讲述了诸多中医学方面的真实案例，故事情节新颖，语言文字通俗，摒弃了以往中医古籍的种种文辞奥古、佶屈聱牙，达到了推广中医文化和教授中医知识的目的。

故事中的主人公福娃，为了求得解除病痛、延缓衰老的方法，不畏艰辛，一路参访求学名人奇士，学习了诸多常见疾病的疗法，更了悟到为学为人之道。本书向人们展现了中医药学的神奇与魅力，也告诉人们中医学子应有的为学之道，希望读者通过快意阅读，开心学医。

《针客》，定价：22.00 元

本书为中医小说普及系列丛书之一，采用小说的形式讲解了诸多针灸学方面的真实案例，故事情节构思精巧，语言文字浅显易懂，摒弃了以往中医古籍的种种文辞奥古、佶屈聱牙，力求用浅显易懂的表达方式推广中医文化和教授针灸学知识。

主人公名字的灵感来源于佛教入门经典《吉祥经》，书中讲述了出身针灸世家的小吉祥，跟随庐龙禅师学习针灸，最终领悟真谛、游学进阶的经历，从眼界高、手法巧、力量雄、德行厚四方面不断提升，努力成为一位名副其实的“针客”的故事。本书向人们展现了针灸学的神奇与魅力，希望读者通过快意阅读，开心学医。